リベルタス学術叢書 6

人受精胚と人間の尊厳
―― 診断と研究利用 ――

盛永 審一郎 著

亡き父と母、美知子に

目　次

はじめに　5

第1章　人受精胚の身分——日本の生命倫理政策批判 ……………………9
　　　Ⅰ　人間の尊厳　12
　　　Ⅱ　潜在性議論　17
　　　Ⅲ　個体とは分化不可能性——14日問題　20

第2章　iPS 細胞研究の共犯可能性 ………………………………………27
　　　Ⅰ　経　緯　27
　　　Ⅱ　iPS 細胞研究の倫理的問題　30
　　　Ⅲ　共犯可能性　32
　　　Ⅳ　体細胞の身分　35

第3章　着床前診断と人間の尊厳——クヴァンテ論駁 ………………………45
　　　Ⅰ　人間の尊厳と着床前診断　45
　　　Ⅱ　「身体の倫理」と「生資本主義の精神」　61

第4章　H. ヨナスの未来倫理学——存在の不可侵性 ………………………73
　　　Ⅰ　未来倫理学　73
　　　Ⅱ　未来の人間に対する責任　80
　　　Ⅲ　未来倫理の存在論的基礎付け　91

第5章　人類Menschheitに対する犯罪——ヤスパースとアーレント ………113
　　　Ⅰ　悪の陳腐さ Banalität des Bösen　113
　　　Ⅱ　人類に対する犯罪—アーレント『イエルサレムのアイヒマン』　119
　　　Ⅲ　ヤスパースの哲学における Menschheit の概念　122

資料1　人間の尊厳を方位とする生命倫理アトラス……………………………128

資料2　胚保護法 Gesetz zum Schutz von Embryonen — ESchG, 13.12.1990 ……157

資料3　NIPT……………………………………………………………………164

　あとがき　175
　文献一覧　179
　索　引　187

はじめに

　　人間よ、人間を尊重せよ Mensch, achte den Menschen
　　　　　　　　　　——ハーダマール記念碑に記された言葉

　相模原にある障害者施設で、2016年7月に刃物を持った男による殺傷事件が起きた。19名が死亡し、26名が重軽傷を負うという、第二次世界大戦後、日本で起きた最大の殺傷事件だった。犯人の青年は、同年2月中旬に衆議院議長に手紙を渡していた。その手紙には、障害者総勢470名を抹殺できるということ、そしてその理由は、「障害者は不幸を作ることしかできません」とあり、「介護者の疲れきった表情、施設で働いている職員の生気の欠けた瞳」がその証拠とされていた。また経済の活性化も理由に挙げられていた。
　この手紙は、第二次大戦時のナチ・ドイツのもとでの障害者20万人の安楽死計画を思い起こさせるものだった。その計画は、T4計画と呼ばれ、1939年、「治癒の見込みのない患者には安楽死を施すことを許可する」という、ヒットラーの署名入り文書の下で極秘裡に始められた。はじめ7万人の障害者がハーダマール精神病院をはじめとする施設内のガス室で殺害された。しかし、その情報は住民や殺戮された患者の家族に知られるところとなり、抗議文が送られて、計画は1941年に中止された。その後、精神病院で国家社会主義者である医師たちの手で、注射による第二の殺害が始まり、1945年まで続けられたという。
　思想的背景として、当時のドイツには、人種衛生主義という優生思想があった。そこでは「健康な家族・健康な子供」が賛美され、一方、精神疾患、障害者、肢体不自由者等は、「価値のない人」「国の厄介者」として否定された。彼らは、健康なドイツ人に負担をかけている存在とされた。折しも1939年には、第二次世界大戦が始まり、戦争を遂行するための費用が求められていた。
　『生きるに値しない命を終わらせる行為の解禁。その方式と形式』(カール・ビンディング、アルフレート・ホッフェ著、森下直貴、佐野誠訳、窓社、2001年)[1]という本があ

---

(1) K.Binding, A.Hoffe, *Die Freigabe der Vernichtung lebensunwerten Lebens,* Felig Meinerin 1920.

る。そこでは、障害者、特に重度知的障害者は、尊厳なき目的、非生産的目的、もの (Ding)、生きるに値しないもの、空っぽの人間容器、欠陥人間、真正な人間の反対像、精神的に死せるもの、社会共同に反するもの、国家財政の負担と、命名されている。したがって、彼ら障害者を排除することは、全体の安寧、国家倫理、社会一般の福祉に合致しているだけでなく、当人にとっては救済、社会や国家にとっては重荷からの解放をもたらすものとされた。

　はたしてそうだろうか。

　ナチや事件を起こした青年の推論は以下の通りである。

　大前提　「人間 (個人) は国家 (社会) のために存在する」
　小前提　「障害者は不幸しか作らない＝国家のためにならない」
　結　論　「障害者を殺してもよい」

　この推論においてどの命題が、西洋法文化の宝石、人類の発展の成果として現代に開花した華と賛美されている「人間の尊厳」に反するかを考える。

　大前提の誤りは、戦後のドイツおよび日本の憲法で否定されたことから明らかである。それでは「人間は自己自身のために存在する」とすれば良いのか。しかしこの自己自身が、「単なる身体 (ゾーエー)」にすぎないとしたら、どうだろうか。

　19世紀に登場した「深さ」の生物学にとって代わり、「平板な」システム生物学が支配する現代にあっては、この「自己自身」が「身体」としての自己、「ゾーエー」になってしまっていないだろうか。いかにしてこの「ゾーエー」から抜け出ることができるのか。それともこれは「運命」なのか。[2]

　本書に集められた論攷が問題とするのは「人受精胚の身分」であり、論考の目的は、「人受精胚も人間の尊厳を持つ」、故に「人受精胚を診断のため試しに作成したり、研究利用してはならない」ということを導出しようとするものである。上記の障害者殺傷の事件を聞くと、我々の多くが障害者を殺すことは「人間の尊厳」を侵していると考えるだろう。しかし、人受精胚が、リスク遺伝子の故に廃棄されたり、余剰の人受精胚が高度の研究利用のために使用されても、人間の尊厳を、まして「人間の権利」を侵していると考える人はあまり多くない。

---

(２) Cf., Nikolas Rose, *The Politics of Life Itself,* Princeton U.P., 2007, p15, 26.

さらに最近では、遺伝子改変技術のブレイクスルーとなる「ゲノム編集技術」が2015年に登場し、様相は一変した。受精卵でも遺伝性疾患に限りゲノム編集技術を用いることを認める動きもある。iPS細胞を最初に作成した山中伸弥教授は受精卵は「人」だとした[(3)]。だから彼はES細胞研究を断念した。人受精胚は「人」なのか、考察する。

簡潔にこの本の内容の里程標を書いておく。
　第1章では、人受精胚の身分について、潜在説と個体の始まりについて論じる。
　第2章では、人受精胚と体細胞の相違、およびiPS細胞の共犯可能性を論じる。
　第3章では、着床前診断と人間の尊厳は両立可能とするクヴァンテを論駁する。
　第4章では、ヨナスの「存在は不可侵である」ということを論じる。
　第5章では、クローン人間作成は「人類に対する犯罪」であるという命題の意味を論じる。
　巻末に、資料1として、人間の尊厳の思想的地図（アトラス）を描いた。資料2として、胚保護法、資料3として、NIPTを添付した。

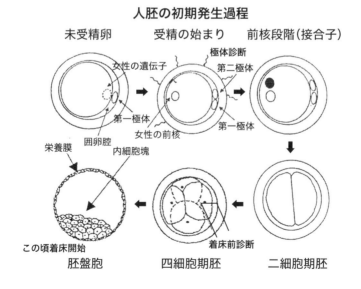

人胚の初期発生過程

---

(3) New York Times, December 11, 2007.

第1章
ヒト受精胚の身分――日本の生命倫理政策批判

キーワード　①人間の尊厳　②生命倫理専門調査会　③ワーノック・レポート
　　　　　　④潜在性論証　⑤栄養芽層問題　⑥個体の始まり　⑦分化不可能性
　　　　　　⑧多分化性　⑨人工胚・誘導胚・疑似胚

　文部科学省及び厚生労働省は、生殖補助医療研究目的で行うヒト受精胚の作成・利用に関し、「ヒト受精胚の作成を行う生殖補助医療研究に関する倫理指針」を制定し、平成22年12月17日に公布、平成23年4月1日に施行した。研究材料としてヒト受精胚を作成することは原則として禁止した上での、「生殖補助医療の向上に資する研究のみ」許容するという例外規定である。
　しかしなぜ例外的に胚の作成が許容されたのか。「生殖補助医療の向上に資する研究」とされていることから、不妊治療のためということがわかる。確かに現在、10組のカップルに1組は不妊であると言われている。そして、世の中には、まだ依然として、生殖を奨励し、親の役割を強化する態度あるいは政策としてのプロナターリズム (pronatalism) の無言の圧力があり、女性の生殖への欲望は高められている。しかし子供を持つことを誰もが望んでいるとは必ずしも限らない。あえて、子供を持たないライフスタイルを選ぶ夫婦や人がいるのも事実である。しかし一方では、子供を持ちたいと願っても、子供を持つことができない夫婦やカップルがいることも事実である。社会や国家にはそのような夫婦に子供を持たせるように生殖

---

(1) 2009年1月26日の文部科学省・厚生労働省合同専門委員会において、ヒト受精胚尊重の原則の例外として、以下のものが認められるとされた。受精率の向上を目的とする受精メカニズムに関する研究、正常な胚の発生および発育の補助を目的とする胚発生・発育に関する研究、着床メカニズムに関する研究、配偶子および胚の保存効率の向上に関する研究。
(2) 日本産科婦人科学会は平成27年8月に不妊 (sterility) の定義をWHO等の定義にならい以下のように変更した。「生殖年齢の男女が妊娠を希望し、ある一定期間、避妊することなく通常の性交を継続的に行っているにもかかわらず、妊娠の成立をみない場合を不妊という。その一定期間については1年というのが一般的である」。
(3) Cf. Mary Anne Warren, Is IVF Research a Threat to Women's Autonomy? in : *Embryo Experimentation*, P. Singer et al(ed.), Cambridge, 1990, 125-40.

補助技術を開発したり、援助すべき義務があるのだろうか。

「子供を持つ権利」、生殖の権利とは自律の権利の一つとされる。自律の権利とは「消極的権利」、放っておいてもらう権利、他人から干渉されずに自律的に行動する権利、「弱い権利」である。[4]したがって、「子供を持つ権利」も、社会や第三者を、黙認し妨害しないこと、不作為へと義務づける消極的（自動詞的）権利であって、子供を持つことができるように社会や第三者に援助を要求する積極的（他動詞的）権利ではない[5]ことになる。それにもかかわらず、なぜ、国家は、受精胚を作成することを原則禁止としておきながら、ヒト受精胚を研究対象にする不妊研究を例外的に許容する指針を策定したのだろうか。

確かにこれまでも、余剰の受精卵を減失して、ES細胞を取り出す研究を許容する指針は存在していた。しかし、それには難病の治療法の開発のためにという高度の研究目的が存在していた。不妊も難病なのだろうか。いや、そもそも不妊は病気なのだろうか。たとえ不妊であったとしても、健康に人は生活することができるのである。それなのに、不妊はどうして疾病とされるのだろうか。おそらく、それに対する大きな要因となるのが、WHOの「疾病及び関連保健問題の国際統計分類（International Statistical Classification of Diseases and Related Health Problems：ICD）」であろう。現在のICD-10においては、不妊は疾病とされていない。ところが、ICD-11[6]では、「不妊は疾病」と定義されている。不妊が疾病となれば、生殖補助技術が積極的に用いられることが奨励されるだけでなくて、その治療法の開発のために生殖のメカニズムの研究が必要不可欠となることは自明なことである。そのため、日本も今から、備えておく必要があると考えてのことだろう。2010年のノーベル医学賞が体外受精の産みの親のロバート・エドワーズ名誉教授に授与されたことも、不妊治療の学問的位置づけとしてプラスに作用しているだろう。

さて研究目的での全能細胞の作成が、関係的特性[7]の故に、容認されるとするならば、生殖のメカニズムを研究するために、体細胞から精子と卵子を作成し、いやそ

---

(4) Vgl. Hans Jonas, *Philosophische Untersuchungen und metaphysische Vermutungen,* Insel 1992, S.154-6., (注3) 参照。
(5) 盛永審一郎：「生殖医学」と「生命倫理」——解き放たれたプロメテウス——、『生殖医学と生命倫理』（長島・盛永編、太陽出版、2001年、9-19ページ）。
(6) 2018年に公開予定。
(7) 本書第2章37頁参照。

れだけではなく現にある余剰の卵子、精子から、それを受精させる研究も、許容される、ということである。ところが、その研究も新指針では受精後14日までという制限がつけられている。「作成されたヒト受精胚は、原始線条が現れるまでの期間に限り、取り扱うことができる。ただし、ヒト受精胚を作成した日から起算して14日を経過する日までの期間内に原始線条が現れないヒト受精胚については、14日を経過する日以後は、取り扱わないこととする」。

これは、「原始線条を形成して臓器の分化を開始する前までは、ヒト受精胚の細胞（胚性細胞）が多分化性を有していることから、ヒト個体としての発育を開始する段階に至っていないと考えることができるが、原始線条を形成して臓器分化を開始してからは、ヒト個体としての発育を開始したものと考えることができる」、という2004年7月23日の総合科学技術会議生命倫理専門調査会意見に立脚している。

また、2013年12月20日第78回生命倫理専門調査会の資料3においては、「ヒトＥＳ細胞やヒトiPS細胞から誘導される配偶子様のもの、それらを受精させたものの呼び名を、議論の便宜上、決める」として、「誘導配偶子」、「誘導精子」、「誘導卵子」、「誘導ヒト胚」という言い方が、あるいは「人工配偶子」、「人工精子」、「人工卵子」、「人工ヒト胚」、という言い方が提案されている。さらに、平成27年4月17日（金）の調査会の「ヒトＥＳ細胞等から作成される生殖細胞を用いるヒト胚の作成について（検討用）資料2」においては、「疑似胚」という用語が新たに提案されている。人工授精や体外受精で作成された胚を、これまで自然受精での人胚と特別に区別した呼び名を与えてこなかったのに、なぜ今回はこのような命名をするのだろうか。これらの問題を考えてみたい。その前に、この本の題名をなしている「人間の尊厳」の概念について共通理解を得ておきたい。

（8）『ヒトＥＳ使用指針』、『ヒトｉＰＳ生殖細胞作成指針』で「生殖細胞」は、「始原生殖細胞から精子又は卵子までに至る細胞」とされている。なぜ突然呼び名を変えるのだろうか。これまでも人為的な受精、人工授精や体外受精は行われていた。しかしできたものは「人工胚」ではなくて、「胚」であり、呼び名を変えることはなかった。今度もＥＳやiPS細胞から誘導されてできた精子や胚であり（それを誘導胚というのはおかしくない）、それらを人為的に体外受精させて胚を作成する。なぜ、この胚を、人工材料を用いて生体の臓器の機能を代行させる装置である人工臓器のように、「人工胚」と呼ぶ必要があるのだろうか？　それは、人工胚と呼ぶことにより、「いのち」ではないイメージを引き起こさせるための姑息なやり方としか思えない。人工 artificial には二通り、つまり①人為的、②人造の意味があるが、本来①の意味なのに、②の意味で用いようということらしい。

I 人間の尊厳

　人間の尊厳の思想は、「西洋法文化の宝石」、人類の発展の成果として「現代に開花した華」と、賛美されている。人間の尊厳概念の展開史は、哲学的‐神学的段階、政治的段階、法的構築とそれに続く実証的法益の段階の3つに分けることができるとして、これについて、シュテパニアンスは次のように概説している。[9]

　哲学的‐神学的には、キケロ、トーマス・アクイナス、ピコ・デラ・ミランドラ、あるいはカントなどが、この概念の形成に貢献した。そこにおいて人間の尊厳概念はいわば哲学的芸術作品である。しかしショーペンハウエルはそれを「講義室の外で意識した人は誰もいない」と誹謗した。19世紀の中頃に、ラサールなどにより、この概念は政治的場面に移され、「人間の尊厳に値する生」を要請するものとして労働運動の概念になった。1945年4月にサンフランシスコの国際会議で人間の尊厳概念が、人間の権利概念とともに、西側の大国に対して小国家や中国家の解放を目ざす闘争概念として、国際協定で初めて承認された。同年締結された国連憲章では、「人間という種の全構成員に固有のものである尊厳」について語られている。そして署名国は「基本的人権、尊厳、人間の人格の価値の存在を信じること」と公言している。哲学的‐神学的人間の尊厳概念が、人間の権利と結びつけられて初めて世界中の政治的・法哲学史的原動力となった、というのである。

　このように、人間の尊厳概念は前世紀以降、法や政治の世界において、法の義務として新しい機能を備えて、グローバルに使用されている。ドイツ憲法（基本法）や重要な国際協定においてのみならず、日本においてすら、このところ法律や指針において、規範を定める働きを有している。[10] たとえば、ドイツ基本法では1条1項において、「人間の尊厳は不可侵である。それを尊重し、保護することはあらゆる

---

(9) Cf. Markus Stepanians, Gleiche Würde, gleiche Rechte, in: Ralf Stoecker (Hrsg.), *Menschenwürde – Annäherung an einen Begriff*, Wien, 2003, 81-101.
(10) 日本においては、戦後の1947年に施行された日本国憲法が、13条に「すべて国民は、個人として尊重される（= shall be respected as individuals）」、24条2項に「配偶者の選択、財産権、相続、住居の選定、離婚並びに婚姻及び家族に関するその他の事項に関しては、法律は、個人の尊厳と両性の本質的平等に立脚して、制定されなければならない」と規定して、「個人の尊厳」（個人の尊重）と人格価値の尊重を基本原理とした。しかし憲法には「人間の尊厳」という概念はない。このように、日本では哲学史においてはカントなどのところでこの概念は登場しているが、「人間の尊厳」は日本固有の概念ではない。

国家権力の義務である」と謳われている。

　ドイツだけではない。ギリシャ、アイルランド、イタリア、ポルトガル、スイス、スウェーデン、スペイン等の憲法においてもこの概念は重要である。(ただし、日本の憲法には「個人の尊厳」はあるが、この概念はない。)また、国連憲章（1945、「人間の人格の価値と尊厳」）、人権宣言（1948、「人間はすべて自由であり、尊厳と権利を等しく身につけて生まれている。」）、ユネスコの「ヒトゲノム宣言」（1997）等の協定においてもこの概念は謳われている。1997年のヨーロッパ生物医学条約においてはその条約の題名にまで盛り込まれている。さらに1998年のクローン禁止の追加議定書では、尊厳の概念が具体的に葛藤のケースに使用されている。「遺伝的に同一の人間の生命体を自覚的に生み出すことを通じて人間の生命を道具化することは人間の尊厳に違反する」。またヘルシンキ宣言2000年エディンバラ改訂においても、「被験者の生命、健康、プライヴァシー及び尊厳を守ることは、医学研究に携わる医師の責務である」(B.10)と謳われている。国連においては2005年に人クローン胚作製の全面禁止が採択された。またユネスコでは、同年「生命倫理宣言」が採択され、「人間の尊厳」が「研究の自由」に上回るとされた。

　ドイツでは、2001年のヨハネス・ラウ大統領のベルリン演説「すべてがよくなるのか、人間の尺度で進めると」以降、盛んに"Biopolitik"という言葉が使用されている。ドイツ各政党は選挙の際に、生命政策を掲げている。まさに、ナポレオンの「政治が運命である」という言葉は、ヨナスの「技術が運命である」を経て、「生命政治が運命になった」観を呈している。しかしそうはいっても、生命政治の背後には、やはり生命倫理の諸原理とその論争が控えている。アメリカの生命倫理学の四つの原則は、自律、正義、善行、無危害である。それに対して、ヨーロッパの文脈から取り出された四つの原則は、自律（Autonomie）、尊厳（Würde）、不可侵性（Integrität）、傷つきやすさ（Verletzlichkeit）であるという。ジープは次のように言う。「胚研究はヨーロッパで激しく議論され、法的に種々に規則づけられている。自由、穏健、厳格な規則がある。これらの規則の根底には種々の基準や議論がある。

---

(11) Übereinkommen zum Schutz der Menschenrechte und Menschenwürde im Hinblick auf die Anwendung von Biologie und Medizin.
(12) Johannes Rau, Wird alles gut? —Für einen Fortschritt nach menschlichem Maß, in: S.Graumann(Hrsg.), *Die Genkontroverse*, Herder, 2001, S.14-29.
(13) Vgl. M.Zimmermann-Acklin, Der gute Tod – Zur Sterbehilfe in Europa, in: *Aus Politik und Zeitgeschichte*, B23-24, 2004, S.38.

その際とりわけ、目的議論、身分議論、ダム決壊議論、誤用議論、タブー議論に区別される。それらは、人格、潜在性、人間の尊厳という種々の議論を用いる。どんな概念の使用とどんな議論の組み合わせが種々の法的な限界を哲学的に基礎づけるか示される」。クヴァンテは次のように言う。「人間の尊厳原理は、ドイツの生命医学倫理の論争の中心であり、多元的倫理学において有用な原理であることが示される」。しかしこの尊厳概念は空虚で曖昧であるという非難や、尊厳原理がオールマイティとしてインフレーション的に用いられ過ぎているという指摘も多い。ヘッフェは言う。「人間は相応の価値を持つ、尊厳と名づけられるこの固有の価値は不可侵であるという思想は哲学的倫理学において、すなわち法と国家の倫理において高い位階をもつ。にもかかわらず、人間の尊厳原理の内実も体系的身分もいつも曖昧である」。ホエルスターは「議論的には何も意味しない空虚な形式」とする。ビルンバッハーは、「ともかく人間の尊厳という概念は、全く特別な仕方で空虚な定式ではないのかという疑念に直面している。というのもまさに……それに情熱がこめられればこめられるほどその概念内容は曖昧になっているからである」と述べる。このように尊厳（Würde）概念は曖昧であるが故に、この概念は人間の重荷（Bürde）でもあるのである。

　以上概説してきたように尊厳という概念は、現在、法や政治の世界において、さらに生命倫理学においてグローバルに用いられている。しかし、たとえば、人間の尊厳概念について、つぎのような懸念がある。「原理がヨーロッパ文化、特にユダヤ－キリスト教の部分に非常に強く結びついているので、諸文化間に妥当しない、従って今日、グローバル化した時代にあって全世界に広がる拘束的原則には役立た

---

(14) Ludwig Siep, Kriterien und Argumenttypen im Streit um die Embryonenforschung in Europa, in : *Jahrbuch für Wissenschaft und Ethik*, de Gruyter, 2002, S. 179-196.
(15) Michael Quante, Wessen Würde? Welche Diagnose? Bemerkungen zur Verträglichkeit von Präimplantationsdiagnostik und Menschenwürde, in: L.Siep und M.Quante(Hrsg.), *Der Umgang mit dem beginnenden menschlichen Leben,* LIT,2003, S.133-152
(16) Otfried Höffe, Menschenwürde als ethisches Prinzip, in: O.Höffe, L.Honneferder, J.Isensee, P.Kirchhof, *Gentechnik und Menschenwürde,* DuMont,111-141, 2002
(17) Norbert Hoerster, *Ethik des Embryonenschutzes. Ein rechtsphilosophischer Essay*, Reclam, 2002.
(18) Dieter Birnbacher, Menschenwürde－abwägbar oder unabwägbar, in: Kettner(Hrsg.), *Biomedizin und Menschenwürde*, Suhrkamp, 2004, S.249-71.（忽那敬三訳「人間の尊厳－比較考量可能か、否か」、応用倫理学研究第２号、応用倫理学研究会、2005年7月、88-101頁）
(19) Ulfrid Neumann, Die Menschenwürde als Menschenbürde, in: Kettner(Hrsg.), *Biomedizin und Menschenwürde*, Suhrkamp, 2004, S. 42-62.

ないという危惧にいたる」[20]。また人間の尊厳という概念の定義はこれら文書のどこにも記載されていない。そのことから尊厳概念は、これらの文書においては、記述的概念ではなく規範的概念として使用されていることがわかる。尊厳とは、「最上の価値」、「基本原理」を意味する。ブラウンは、カントに立ち戻って、次のように言う。「カントはそれゆえに〈尊厳〉と〈価値〉とを区別している。価値をもつことは、誰かに対して価値を持つことを意味する。価値は相対的である。価値は設定され、他の価値と衡量可能である。それに対して尊厳をもつことは、価値あるいは目的それ自体であることを意味する。カントに従うと、人間は目的それ自体である。なぜなら人間は理性と自由な意志とを備えた存在だからだ」[21]。また、この概念は規制的原理として使用される。このように「尊厳の原理は自己決定を支える原理であると同時に自己決定を制限する基礎的原理」ということでもある。

クネップラーは、これらの条約や憲法において、人間の尊厳が謳われた背景を考えることから、この概念の意味を探っている[22]。2千万人以上が犠牲となったナチによる残忍な行為。――一つは、民族がすべてであり、個人は無であるということ、他は、アーリア人が優秀であり、他の種族は劣等だということ。従って、対照として取り出される原理は、

1) 原則上主体である (Subjektstellung) という原理としての人間の尊厳の原理。すなわち、個人は民族あるいはその他の目的（最大多数の最大幸福）のために犠牲にされてはならないということ。
2) すべての人間が原則上平等であるという原理としての人間の尊厳の原理。それに従うと、人間は誰もが、人種、皮膚の色、宗教、世界観的信念、女、男、能力のあるなしに関わりなく、同等のものとして誰にも承認されなければならない。

このように、人間の尊厳の尊重と保護は、原則上各人を主体として扱うこと、原則上各人が同等のものとして尊重され保護されるということを要求している。それは決して「もの」のように対象として扱われてはならないということ、対象化、道具化の禁止ということを意味する。そしてそこから、尊厳の担い手に対する無制約的尊重を要求することと、この担い手の基礎的権利と義務が生まれてくる。しかし、

---

[20] Otfried Höffe, *Ebd*.
[21] Kathrin Braun, Die besten Gründe für eine kategorishe Auffassung der menschenwürde, in: M.Kettner(Hrsg.), *Biomedizin und menschenwürde*, Suhrkamp, 2004, S. 83.
[22] Nikolaus Knoepffler, *Menschenwürde in der Bioethik*, Springer, 2004, S.27.

「人間の尊厳の原理と個々の根本的権利は等しくない。人間の尊厳は挙げられた権利の単純な総計でもないし、権利とともに暗示的に与えられた義務の総計ではなくて、むしろその根拠である」(23)。またシュペーマンはこのことを象徴的に「10人の人間のいのちの価値は、一人のいのちの価値よりも大きい。10人の人間の尊厳はただ一人の人間の尊厳よりも大きいということを意味しない」(24)と言う。

　しかし、そもそもなぜ「人間」に「尊厳」が帰属するのか、という基礎づけの問題が残されている。これに対しては、歴史的にはキリスト教的－神学的基礎づけと、カント的－哲学的基礎づけの二つがある。しかしこれらの基礎づけが成功しているかというと、それは疑問である。論点先取という誤謬をおかしているとも言える(25)。それ故に、人間が尊厳を持つということを基礎づける試みは成功しているわけではない(26)。そこから人間の尊厳は「形而上学的に空虚な観念（Ballastvorstellung）」という批判も出てくる。しかし一方、「人間の尊厳という原理は現代の価値多元的社会にあって合意可能な原理であり得るといってよい。この合意は最小限の合意そして最も小さな共通の道徳的分母と理解してはならない。この合意はむしろ道徳的に重要な分母といえる」(27)とする見方が否定されたわけでもない(28)。

---

(23) Ebd., S. 16.
(24) Robert Spaemann, *Personen*, Klett-Cotta, 1996, S.196.「人格は決して合計しえない。人格は互いに関係のシステムを作っている。このシステムは人格にすべての他の人格への関係において一度の場所を割り当てる。」Spaemannによると、人格とは「何か」に対するものではなくて、「誰か」に対する答えである。Sind alle Menschen Personen, In: W.Schneider, H. A. Neumann, E. Bysch (Hrsg.), *Menschenleben-Menschenwürde*, LIT, 2001, S. 45-51.
(25) たとえばカントの「意志の自由」の存在論的基礎づけは循環論証に陥っているとしばしば指摘されている。
(26) 人間は尊厳を持つのだろうか。これに対しては、「解釈無用テーゼ」と「基礎づけのドグマ」とがあげられる。前者は、数学の公理と同様に、人間の尊厳は基礎づけることができないし、基礎づける必要がないとするものである。後者は人間の尊厳を基礎づけに立ち戻ってその内容を突きとめようとする見方で、これには、「天賦論」と「能力論」の二つがある。「天賦論」は、神が人間に贈与したもの、あるいは自然権と同様に、人間がこの世に持参金としてもってきたものとするものである。人間の能力ゆえに尊厳があるとする「能力論」の代表が、尊厳を持つものは、生物学的・種的な意味での人間ではなくて、規範的・道徳的意味での「パーソン（人格）」であり、「パーソン」とは自己意識を要件とするというパーソン論である。この考えでは、脳死体、胚・胎児はおろか、乳児や遷延性意識障害まで、尊厳を持たないことになる。
(27) Knoepffler, Ebd., S. 183.
(28) 人間の尊厳を巡るドイツ生命倫理地図（アトラス）については、本書資料1を参照されたい。

II 潜在性議論

　はじめに、人受精胚も人間の尊厳を持つとする潜在性議論について考察しよう。1970年代に、アメリカでは人工妊娠中絶の是非を巡り、議論が交わされた。パーソン論、選好功利主義、フェミニズムなどの人工妊娠中絶を是認、あるいは擁護する理論が生み出された。それに対して、中絶に反対する側の理論として、胎児は現実に人間ではないとしても、胎児は潜在的人間であるのだから、胎児も人間の尊厳、権利を持つ、だから中絶は許容されないとする潜在説がある。

　しかしこの潜在説に対して、胎児を中絶することは「せいぜい未来の人の有機体としての青写真を破壊することなのだ」とか、「アメリカ合衆国の潜在的大統領が、潜在的には大統領であるからといって、それだけで現実の最高指令官であるわけではない」とか、「人格の潜在能力と人格になる潜在能力とを区別しなければならない」というように、潜在的に権利を持つことと現実的に権利を持つことは異なるという、潜在性説批判が繰り広げられた。この批判に対抗して、90年代になると、ドイツでは体外受精とゲノム解析技術の登場により、診断と研究利用の観点で対象となっている「胚」の身分を巡り、潜在性説を弁護する議論が展開された。たとえば、潜在説批判は「能力（Fähigkeit）としての素質が資力（Vermögen）としての素質に道徳的に優位するということを証明してはいない」（ダムシェンとシェーンエッカーDamschen, Schönecker）などである。これらの理論をここでは紹介しよう。

　ブラウン（Brown）は次のように言う。「特性（Property）を発現させる（develop）ことの素質（disposition）は、特性を開示する（exhibit）ことの実現された能力（capacity）と等しくない」。これに対して、ダムシェンとシェーンエッカーは次のように反論して

---

(29) Roland Puccetti, The life of a person, in: W.B.Bondenson et al.(eds.), *Abortion and the Status of the Fetus*, D. Reidel,1983, p.172.

(30) Joel Feinberg, Abortion, in: T. Regan(ed.), *Matters of Life and Death*, McGraw-Hill, Inc., p.206.

(31) H.T.Engelhardt JR., Viability and the use of the Fetus, in: W.B. Bondenson et al.(eds.), *ibid.* p.188.

(32) これらの批判に関しては、エンゲルハート、ヨナスほか著、加藤尚武・飯田亘之編『バイオエシックスの基礎』東海大学出版会、1988年、を参照されたい。

(33) Mark T. Brown, The Potential of the Human Embryo, in: *The Journal of Medicine and Philosophy*, 2007, Vol. 32, No.6, pp585-618.

いる。潜在性の両方の形式には相違がある。可逆的な昏睡状態にある人は、特定の性質Φを実現しうる素質的可能性としての能力 (Fähigkeit) を持っている。発生能力のある胚は、特定の性質Φを実現しうるこの現実的な能力を持ってはいない。しかし胚は後にこの能力を展開しうる現実的な資力 (Vermögen) を劣らず持っている。われわれが可逆的な昏睡状態にある人の能力を尊厳をもたらすものとして尊重するならば、そのとき胚の資力も同じように尊重しないというのは首尾一貫していないであろう。胚の素質はなるほどいかなる現実的な能力でもない。しかしそれは現実的な資力である。何故現実的な能力と現実的な資力の間の相違が生と死の間の相違になるのか、というのである。

　また加えて、潜在性の概念が曖昧であるということが指摘されている。すなわち、潜在性には、論理的、蓋然的、素質的の三つの意味があるが、前二者の意味で潜在性が理解されると、潜在性議論は批判にさらされることになる。しかし素質的な意味での潜在性ならば、それは展開し生成する。さらに潜在性議論は、それだけでは、確かに小前提「胚は人間である」を証明することができない。しかし、連続性 - 議論と同一性 - 議論から数的同一性 (numerische Identität＝NI) の思想を受け取ることができる。すると、潜在性議論は真であることが証明される。すなわち、数的同一性の概念と潜在性議論の核である潜在性 (Potentialität＝P) とを結びつけたのがNIP議論である。

　クヴァンテ (Quante) は、潜在性説批判として、論理的誤謬説 (エンゲルハート)、還元説 (ハリス、ウォーレン)、段階論説 (ワーノック) の三つをあげている。三つの異議は第１に、潜勢力の価値の基礎づけがさらなる倫理的論証を必要とすることを示す。第２に、潜勢力によって生命への定言的あるいは絶対的な権利は基礎づけられることは困難であるという議論が生じる。第３に、とりわけ異議は潜在性の原理の擁護者に、限界づけ問題を解釈するという義務を課す。それに対してクヴァンテは、「潜在性説が一般的に無用となることにつながらない」と言う。なぜなら、避

---

(34) Gregor Damschen und Dieter Schönecker, Zukunftige Φ, Über ein subjektivistisches Gedankenexperiment in der Embryonendebatte, in: *Jahrbuch für Wissenschaft und Ethik*, de Gruyter, 2003, S.67-94.
(35) カント：「異なった時間における自己の数的同一性を意識しているものは、その限りにおいて人格である」（純粋理性批判）。ロック：「理性と反省能力を持ち自分自身を自分自身として、つまり異なる時間と場所を通じて同一の思考する存在として捉えることのできる存在者」。
(36) Michael Quante: *Personales Leben und menschlicher Tod – Personale Identität als Prinzip der biomedizinischen Ethik*, Suhrkamp, 2002, S.97-100；邦訳、クヴァンテ『ドイツ医療倫理学の最前線』（髙田純監訳、リベルタス出版、2014 年）88-91頁。

妊と中絶の間の倫理的非対称性をあげて、可能的人格と潜在的人格の区別を立て、胚の持つ潜在性とは、単なる蓋然性としての潜勢力ではなく、因果的力としての潜在性、能動的・内在性、自分自身を統合し操縦する有機体であると主張する[37]。

　また、初期胚がすでに生き生きとした人間の身体であるという数的同一性（NI）論証のテーゼを特に明確に批判するのが栄養芽層問題である[38]。この問題の根本理念は、次の仕方でスケッチされる。初期胚のわずかな細胞だけが、後期に本来的胚、その後胎児、最後に大人に展開する。もとの細胞塊の3分の2は、着床後に胎盤が形成される栄養芽になる。残りの3分の1である胚芽からは、胎胞、卵黄嚢、そしてすぐに人間の形をとる本来的胚が形成される。問題の一つは、生まれた人間が彼が生まれてくる胚盤胞と同一ではないということにある。なぜなら胚盤胞の一部（内部細胞塊）だけが後期の人間になるからである。問題のもう一つは、内部細胞塊は一細胞の接合子と同一ではあり得ないことにある。

　一細胞の接合子が、桑実胚を経て、内部細胞塊へと展開するこの生物学的事実から以下の問題が生じる。単細胞は2細胞へ、そしてこの2細胞は桑実胚へ成長したと人は言うことができる。しかし人はもはや等しい意味で、桑実胚が内部細胞塊へ展開したと言うことはできない。なぜなら第一に桑実胚は全体として内部細胞塊と同一ではないからである。なぜなら後者は胚盤胞（Blastoziste）の一部だから。第二に、桑実胚は、胚盤胞と栄養芽層と同一であり得ない。なぜなら、両方とも統一として自己展開するいかなる統一をも示さないからである。後期の人間は内部細胞塊からだけ成長すること、この後期の人間はそれ故内部細胞塊とだけ同一であることの前提のもとではそれ故2細胞、単細胞の接合子、そして桑実胚はこの本来的胚と同一ではない。NIP論証は接合子と大人の人間の間の数的同一性を論証するので、論証全体が挫折する。

　結論として、内部細胞塊が本来的胎児であるという前提の下ではこの栄養芽層問題は解決されないということである。これに対してどう考えたら良いのか。保護に値する胚は内部細胞塊だけであり、内部細胞塊と栄養芽層をともに含む胚盤胞ではないという前提を、攻めることができるだろう。確かに、へその緒の切断とともに捨てられる胚盤胞全体が胎児であるというのは直感に反することであろう。しかし、

---

(37) Ebd., S.106-118; 邦訳96-107頁。
(38) この問題について、ダムシェンらが述べている。Gregor Damschen und Dieter Schönecker, Die Würde menschlicher Embryonen. Zur moralischen Relevanz von Potentialität und numerischer Identität, in:Ralf Stoecker(Hrsg.), Menschenwürde, öbvεthpt, 201-225. なお、ほかに配偶子問題、王女問題、全能性問題が挙げられている。

栄養芽層とそこから生じた胎盤の機能を考慮するとするならば、この仮説はおそらく直感に反しないだろうと、ダムシェンたちは主張している。[39]

III　個体とは分化不可能性——14日問題

　潜在性議論を認めても、まだ個体はいつ存在を開始するのかという問題が残る。さて生命倫理専門調査会が出した結論、「原始線条の形成までは、胚は多分化(differentiation)性を有している、だからまだヒト個体としての発育を開始していない」、というこの見解は正しいのだろうか。確かにこの14日、原始線条の形成までという生命倫理専門調査会の規制は、ワーノック・レポート(1985)をほぼ踏襲するものである。[40]しかしその理由は異なる。[41]ワーノック・レポートは、原始線条の形成で、多胎性の可能性がなくなるとしていたからである。「11.5 胎芽としての特徴の最初のものは、受精後十四日目ないし十五日目に胚盤の一方の端にある細胞群がもり上がってできる「原始線条」である。一つの胚盤には二本の原始線条ができることもあり、一卵性双生児に分離する分岐点は遅くてもこの段階である。この原始線条は、その後の何日かの間におこる胚の変化のなかで、胚盤内に認められる最初の特徴的変化である」。[42]

　もちろん、原始線条の形成により、私の身体が全くの可能性の段階から現実的形態へ決定されるとしても、それは私のこの個別的身体の始まりにすぎない。そうでなければ、この時点で、道徳的権利も備えるとするならば、そのとき、入魂したとでも考えるつもりなのだろうか。そうだとするなら、まさに、アリストテレス・スコラ説の再来、そして自然主義的誤謬の再来である。そうではなく、潜在的に人間であるということをこの時点から認めよう、という倫理的テーゼなのだと考える。

　ワーノック委員会の多胎の可能性という基準は、数的同一性の否定を根拠としている。それに対し、生命倫理専門調査会の言う、多分化性の可能性とは、身体的同

---

(39) Damschen und Schönecker, Ebd., S.222-4.
(40) *The Warnock Report on Human Fertilisation and Embryology*, 15, 12, 1984.
(41) おそらく、日本の総合科学技術会議は、「個体というのは分化不可能性」で、その期限は15日だとしているワーノック委員会の見解を、個体を臓器分化が開始されるという意味で捉え、多分化性は個体でないと誤解してしまったのだろう。
(42) Mary Warnock, *A Question of Life*, 1985; 上見幸司訳『生命操作はどこまで許されるか』協同出版、1992年。

一性の否定を根拠とするものである。どちらも、14日以前の人受精胚は個体としての人間ではない、故に人間の尊厳を持たないから診断や研究の対象として利用できるというものである。しかし生命倫理専門調査会の言う、多分化性であることはまだ個体としての発育を開始していないというこの見解は正しいのだろうか。

　この見解に対しては、以下のような疑問を覚える。個体であることの必要条件として身体的同一性をあげる主張者は、さなぎAと蝶Aは形態が異なるから、これらは別の実体だとでも言うのだろうか。また臓器移植技術が著しく進歩し、身体を入れ替えることが可能となるとき、この手術の前後において、別の個体であると言うのだろうか。(43)可能性のときはまだ、太郎でも次郎でもなくて、「誰でも」だというのなら、逆に、身体的同一性が失われない限り、私は私であり、身体が腐敗し、消滅するまで、私は存続することになるのだろうか。一卵性双生児は身体的に同一であるが、2個体である。ということは、身体的同一性は個体であることの十分条件ではない。さらにシャム双生児の例を考えてみればこのことは一層明らかである。また身体的同一性を個体の定義とするならば、現実に許容している人工妊娠中絶は許容不可能となるのではないだろうか。

　それに対して、ワーノック委員会が根拠としてあげた多胎への分割があるという事実は、Aという先行する胚から、BとCという胚が成立したということで、統合し活性化するヒト個体の成立は受精後15日以降という説はわれわれを納得させる。したがって「個体は多数になる能力がない」、「個体とは不可分性」「個体とは分化不可能性」(44)と定義され、「14日以前は、まだ分化可能性があるから個体ではない」となる。しかし、多胎が起こりうるという事実は、成人と、事実分割しなかった胚が数的に同一であるということを何も変えない。事実、多胎形成により生じた胚はそれらが分割する前の胚とは数的に同一ではない。しかし、太郎と名付けた胚が分割しない限り、太郎のままである。太郎と名付けた胚が分割して、次郎と三郎になるのなら、その時点で太郎は消滅し、次郎と三郎が生まれるだけである。太郎、次郎、三郎という胚は、それぞれ、大人の次郎と同様に、生き生きとした人間の身体であり、尊厳を持つ。(45)

---

(43) 2017年度中にイタリアで、ロシアの青年のこのような頭部移植手術が予定されている。
(44) 加藤尚武「人間の尊厳アプローチの吟味」、所収：生命倫理研究資料集（富山大学、2007）、p88-103. 補足：「個体とは分化不可能性」が真であるなら、「分化不可能性でないならば、個体ではない」は対偶命題で真である。しかし15日以前は「分化不可能性でない」＝「分化可能である」と、どうして言えるのだろうか。
(45) Damschen und Schönecker, Ebd., S. 219.

「分化可能性とは分化する論理的・蓋然的確率があるということなのか、それとも分化する素質的可能性があるということなのか」。前者だとすると、分化しない胚もあるので、その胚はすでに個体であると言えるし、後者であれば、すでに2個体が内在していたとも言えるのであり、いずれにせよ、14日以前にすでに存在していたということになるのではないだろうか。また、原始線条の形成は、外的で、偶然的になるのか、内的、必然的に生じるのかも問われるところである。受精胚は発生の資力を有しているのであり、その意味で多分化性を有する初期胚からヒト個体へと発生は連続して行われている。

ブラウン (Brown) は、ムンテ (Munthe) の反論も載せている[46]。そしてそれを論破するのだが、ここに、尊厳の内包の議論があると見てとることができる。「ムンテは最初にパーフィット (Perfit) のよく知られた思考実験を考える。患者の脳半球が外科的に切除され、頭蓋から引き離され、そしてほかの二人の患者に移植されたという思考実験である。手術が成功したと仮定すると、結果は一人の人格 (human person) の分割であるだろう。しかし手術前の患者はそれにもかかわらずパーソンの道徳的身分を持つだろう。外科医は彼のICを獲得しなければならないだろう。ICなしには誰もハイリスクの手術を遂行できないだろう。もしこの種の脳分離の移植が可能なら、そのとき人は可変的である。しかし単なる分離の可能性は人格の道徳的身分に影響しない。同様に、胚の分割は胚の道徳的身分に影響するべきでない、とムンテは提案する[47]」。

ブラウンは次のように論駁している。「このケースにおいて、道徳的身分は、分割以前と分割後の個人をつなぐ同一性の判断から独立に決定されている。しかし我々が調べた移行性の議論の場合においては、道徳的身分は、胚と大人の人間存在 (human being) との同一性の結果であると主張された。分離脳移植の思考実験は, 胚の可分性の道徳的関連性に対する反例ではない[48]」。すなわちムンテが問題とする尊厳とは、分割後の胚が持つ尊厳ではない。それぞれの個体に備わる尊厳、「類の尊厳」である。

クヴァンテも多胎形成の可能性の指摘を重要な異議の一つとして認めている。妊娠後14日以前の人間有機体は個体ではありえないというもの、あるいは個体の存在がこの時点の前に始まった可能性はないというものである。それに対してクヴァンテは

---

[46] Cf. Christian Munthe, Divisibility and the Moral Status of Embryos, *Bioethics*, Vol.15, Nr. 5/6 2001, pp.382-397.
[47] Mark T. Brown, ibid., p.614.
[48] Ibid.

次のように反論している。「分割可能性という異議に対してはさまざまな防衛の戦略が考えられうる。まず正しい戦略は、実現されない可能性はいかなる異議も表さないというものである。人間有機体がt0からt1までの期間に実際に分割されなかった場合には、この分割の可能性が存在しなかったとしても、それがこの期間を超えて持続することに対してなにも反対することはない。もう1つの反論は、発達過程の連続性に基づくならば、生命の開始をより後におくことは納得のいくものではないだろうというものである。というのは、多胎形成が起こりえない時点では、接合子の発生と比較できるようないかなる「質的飛躍」も生じないからである。したがって、このようにより後に境界を引くことは「一定程度恣意的」であるに違いないだろう」。そして次のように言う。「多胎形成のような例外事例にとって妥当するのは、多胎が分割の時点で初めて生じることである。私の見解では、このような事例において双生児の形成の場合には、3つの存在者が現存する。第1のものAは、新しいゲノムが活性化されている瞬間から、存在している。別の2つのもの、BとCが存在し始めるのは、Aの分割後それらのそのつどのゲノムから活性化されたときである。けれども、多胎形成は人間の場合に例外であるから、多胎形成は、〈他の事情が同じであるならば〉という条件に属し、生物学的アプローチで取り扱われることができる[49]」。

　それではクヴァンテは個体の成立をいつの時点とするのだろうか。クヴァンテは、人間個体が人格存在を持つために必要な生物学的な可能化の条件を把握することで十分であるとして、以下のように有機体を特徴づけている。

- 有機体には一定の能力の形成のために素質が内在している。
- 有機体の潜勢力は能動的である。
- 有機体は自分自身を統合する自己操縦的な仕方で、発生を主導することができる。
- 潜勢力は個体的ゲノムの特性に依存する。
- ゲノムの同一性は、個体的な人間有機体であることにとっての必要条件（突然変異、転写の失敗）でも十分条件（一卵性双生児）でもない[50]。
- 活性化されたゲノムの特別な役割は、むしろ最も初期の生命段階における人間有機体の自己制御と統合遂行の中心的な機関であることにある。

　そしてクヴァンテは以下のように個体を定義している。「人間有機体の生命の始

---

(49) Michael Quante, *Ebd.*, S.74f., 邦訳67頁。
(50) ここからクヴァンテの場合、ゲノム編集技術を用いての生殖細胞や受精卵への遺伝子治療は許容される、と推論される。

まりは、この有機体の個人的ゲノムの活動を始動させることである。この有機体は通常4から8細胞期（卵細胞の受精後2日から4日以内）において生じ、この個体的生命過程の自己制御の始まりである」。[51]

総括しよう。ブラウンの答えはつぎのようだ。「双子にならない胚は、双子になる以前の胚と同じ本質的性質を持つ。双子になる前の胚は道徳的身分のための閾値条件を満たす本質的性質を持たない。だから，双子にならない胚も道徳的身分を持たない。胚は双子になるかならないかである。胚は道徳的身分を持たない」[52]。しかし私は答える。「双子にならない胚は、双子になる以前の胚と同じ本質的性質を持つ。双子にならない胚は道徳的身分のための閾値条件を満たす本質的性質を持つ。だから双子になる胚も道徳的身分を持つと考える。胚は双子になるかならないかである。胚は道徳的身分を持つ」。

最後に生命倫理調査会における議論の中で、便宜上提案されている、ヒトES細胞やヒトiPS細胞から誘導される配偶子様のもの、それらを受精させたものの呼び名を、「疑似胚」、「誘導胚」、「人工胚」などとするという言葉について一言述べておく。これまでも人為的な受精、人工授精や体外受精は行われてきた。しかし誕生した「受精卵」を、「人工受精卵」と呼ぶことはなかった。すなわちこれまでの人工(artificial)は、「人為的」の意味で使用されていた。今後も人為的操作で作成するのに、今度は人工を「人造」というニュアンスを強めて、差異化して使用する意図は何か疑いたくなる。

ルクセンブルクにあるヨーロッパ人権裁判所(CVRIA)は、2011年10月18日に、1998年7月の欧州議会・理事会指令98/44/EC第6条2・cを解釈する判決、「ヒト胚とは何か」を示した判決を出した。「受精後のいかなる人間の卵子、成熟したヒト細胞から細胞核を移植した非受精の人間の卵子、あるいは単為生殖によりその分裂及び更なる成長が活性化されている非受精の人間の卵子も「ヒト胚」に該当する」と。受精後14日以前の胚も「ヒト胚」ということ、そしてiPS、ES細胞から人為的に作成した精子や卵子を受精させれば「ヒト胚」であるということだ。[53]

---

(51) M. Quante, *Ebd.,* S.69; 邦訳62-3頁。
(52) Brown, ibid., p.614.
(53) 裁判の内容は、ドイツのボン大学教授のヒトES細胞の使用に係るドイツ特許に関して、グリンピースが「ヒト胚の産業もしくは商業目的での使用は特許対象でない」と無効訴訟を提起した、というもの。特許性からの除外は、科学的研究目的の利用をもその対象とする。ヒト胚に適用される治療又は診断のための発明であって、そのために有用である場合に限り特許性がある、とされた。CVRIA URTEIL DES GERICHTSHOFS (Große Kammer) 18. Oktober 2011

英国の社会学者、N. ローズは次のように述べている。「生命技術の展開は、人間の行為を管理する新しい方法を引き起こしている。そしておそらくもっとも注目に値するのは「バイオエシックス（生命倫理）」という新しい専門的知識――人間の技術的活動を評価し、決定する能力が自分にあるという――の出現だった。ところがそのバイオエシックスが、活動の手順を整え、細かく規則化し、倫理的透明性を高めることによって、世間の批判から研究者を守るのに奉仕している」。結局、「生命倫理学は」、商業的・科学的活動のために倫理的認可を必要としている研究者・製薬会社たちと、認可、承認のための場所、専門職的使命、公共的役割に生きる道を見いだした哲学者たちとの間の「不健全な同盟から生じた」というのである。1970年代にアメリカで生まれ、世界を席巻したバイオエシックスとは結局のところ「科学者たちの道具箱」にすぎなかったのだろうか。[54] 日本の生命倫理政策の議論を見ていてつくづくとそう感じざるを得ない。まるで「身体の倫理」が経済のご意向を忖度して、生命の規制緩和を企てているかのようである。

　最後にハンス・ヨナスの警告を挙げておこう。ヨナスは、従来の技術（機械的技術）と生命技術（有機的技術）とを区別する。[55] そして後者を事実的仕立て直し（das tatsächliche Herstellen）[56] として捉え、特徴づけ、「このことはそれ自体知の歴史における新事実である。なるほど、われわれは、すべての現代自然科学がその実験方法によって、ずっと前に純粋に瞑想的領域から歩み出てきたということを発見した。しかし、今の場合はより一層歩み出ている。真摯な科学内部の行為が現実をはじめて生み出す」[57] と指摘している。生命技術はこれまでの技術とどのように異なり、どのような問題を持つというのだろうか。

　ヨナスは、現代の生物科学、生命技術の本質を「事実的仕立て直し」、すなわち研究の目標が実践的であるということに加えて、研究の方法が実在そのものの創造にあるということ、認識過程がオリジナルな制作であるということを指摘している。科学が観相的領域から歩み出て、科学内部の行為が、自己活動的、自己増殖的現実を、新しい生物、ホモンクルスを生み出すのである。しかも、ここにおいては、どんな代用品も、どんなモデルもない。「人間の主体に対してなされるものは実在的行為

---

(54) N.Rose, *The Politics of Life Itself*, Princeton U.P., 2007, p256.
(55) Hans Jonas, *Technik, Medizin und Ethik*, Insel, 1990.
(56) ハイデッガーは技術の本質を、「仕立てる態度」にあるとみた。近代形而上学は、「表象的仕立て直し」であり、近代自然科学は「計算的仕立て直し」なのである。
(57) Hans Jonas, *Ebd.*, S.105.

であり、その道徳性に対して、認識の関心はいかなる白紙の保証をも与えない。実験の両方の種類において、代理の行為と現実の行為の間に、試みと本番 (Ernst) の間に守るべき限界線は、研究そのものの遂行において曖昧になっている。」[58] このように、生命科学は、その知識が操作と結びついていて、しかもそれが生命に対する操作であるということと、それが如何なる試みでもなく、本番であるということにおいて、より一層の倫理的審判が必要になると、ヨナスはするのである。

---

(58) Hans Jonas, *Ebd.*, S.99.

第2章
iPS 細胞研究の共犯可能性

キーワード　①iPS 細胞　②ES 細胞　③体細胞　④共犯可能性
　　　　　　⑤全能性　⑥内在的特性　⑦関係的特性　⑧可算名詞・物質名詞

I　経　緯

　着床前診断に見られるようなゲノム医学の進展と並んで、最新の生命倫理の状況を知るための検索語の一つは、万能細胞研究である。この概念をめぐり、現在、世界中で議会や委員会等を通して議論が活発になされている。それはこの研究が一方では難病の治療法の開発と結びつくと期待されているからである。「胚性幹細胞研究は移植可能な組織や悪化しやすい病気の治療にとって効果的な薬を約束する。受精のメカニズムへの研究は安全でもっと効果的な不妊治療や安全でもっと効果的な避妊具へと導くことができるだろう」。さらに将来的には、再生医療として万能細胞から臓器を作り出すことも視野に入れられている。しかし他方この研究は、卵子や受精卵を壊して万能細胞を作製せざるを得ないため、倫理問題を生みだすことになる。つまり、難病の治療法の開発のための研究の自由と、受精卵の持つ人間の尊厳や人間の権利との衝突が生じているのである。

　万能細胞研究には、大きく言って、ES（胚性幹）細胞研究と AS（成人幹）細胞研

---

(1) Mark T. Brown, The Potential of the Human Embryo, in: *J. of medicine and Philosophy*, Vol.32, No.6, November-December 2007, p.615.
(2) 2013 年 5 月に『再生医療推進法』が成立し、iPS 細胞を用いた臨床研究もすでに実施されている。しかし癌化する細胞などのリスクもある。そこで再生医療等の迅速かつ安全な提供、および普及の促進を図るため、『再生医療等の安全性の確保に関する法律（再生療法新法）』が 2014 年 11 月に成立した。しかし、今度はなぜ「再生医療等……」と「等」がついたのだろうか。実は、細胞が本当に再生するのか、それとも細胞の機能回復に過ぎないのか、研究者にもまだよくわからないかららしい。
(3) ただし第 3 章で見るように、2007 年の iPS 細胞の登場とともに研究に対する期待の方向に関心が向けられて、議論は現在は幾分低調になったと言える。

究の二つの道がある。前者は、卵子や受精卵を壊すことを伴うが、後者はそれを必要としない。しかし、後者は幹細胞を大量に取り出すことはできず、研究は前者に比べて40年遅れると、これまで考えられていた。日本では、受精卵からのES細胞の樹立および研究については2001年に文部科学省での審査など厳しい条件をつけて認める指針が作成された。しかしこの場合でも「人の生命の萌芽」である受精卵を壊すことと、たとえ臓器が作成されても、他人の臓器なので、免疫抑制剤を飲み続けなければならないなどの問題が指摘された。そこで、2004年に総合科学技術会議の生命倫理専門調査会で、多数決という異例の決定でクローン胚作成容認の方向に道が切り開かれた。これだと本人の臓器を作成することが可能だからだ。しかも女性から卵子の提供を受けるというgender問題は残るものの、胚の滅失という倫理問題はクリアーできる (ethics-free) からだ。他方、国連では2005年にすべてのクローン胚の作成を全面禁止する『人クローンに関する国連宣言 (Declaration on Human Cloning, United Nations, General Assembly)』が採択されている。またUNESCOでは同年10月『生命倫理宣言 (Universal Declaration on Bioethics and Human Rights)』が採択され、「人間の尊厳」が「研究の自由」に上回るとされた。したがって、クローン胚研究許容の法案化は進まなかった。

ところが、2007年11月、日本とアメリカでiPS (人工多能性幹) 細胞の作成に成功した。これは体細胞に万能性を引き起こすいくつかの遺伝子を組み込むことで、初期化 (再プログラミング化) して多能性細胞を樹立するものである。このiPS細胞は、容易に入手可能な患者の体細胞から生産され、しかも免疫学上その患者に適合するという利点を持っている。そのうえ、卵子や受精卵を壊す必要がない点で、倫理的問題をクリアーしている。まさに胚を見たとき「卵細胞と娘たちは大して変わらない」[4]と悟り、胚を破壊しない手法の研究を開発した山中教授は、ローマ教皇庁からも絶賛されたのである。日本政府もこの研究に30億円をつぎ込む決定を異例の早さで決めた。

この研究の成功は世界の研究状況を刺激した。2008年1月17日、唯一法律でクローン胚の作成を認めている (2001) イギリス——しかし未だ成功していない——では、除核した牛の卵子に人間の体細胞の核を組み込むハイブリッド胚の作成研究が許可されたりした。これなら人の卵子や胚を用いないで、大量にES細胞を取り出すことが可能だからだ。一方自国の中でのES細胞作成を「胚保護法」(1990) で

---

(4) New York Times, December 11, 2007.

禁止しているドイツでは、2008年4月に、これまでES細胞の輸入を認めていた期限、2002年1月1日を2007年5月1日までに作成されたものに延長した。

　それだけではない。ヒト胚を滅失させて作成するES細胞と異なり、embryo-freeな（それゆえにethics-freeな）、しかも女性からの卵子の提供を必要とするクローン細胞と異なり、gender-neutralなiPS細胞の作成は、逆に、ES細胞の研究に門戸を開くという反作用をもっていたのである。これまでアメリカは、連邦の法的規制こそないが、ES細胞は受精卵を壊して作るという倫理上の問題があるため、2001年、既存のES細胞株に限って連邦政府の研究資金支出を認めることを決定し、科学アカデミーが05年に研究指針を策定していた。ところが、科学アカデミーが2008年9月6日までに、ヒトの受精卵（胚）から作るES細胞の研究指針を改訂した（Amendments to the National Academies' Guidelines for Human Embryonic Stem Cell Research）。その内容は、iPS細胞のほか、神経幹細胞など成人の体性幹細胞も指針の対象に加えた上で、当面の措置として、ヒトiPS細胞をヒトの胚盤胞や霊長類の胚に導入する研究を禁止する一方、また、ヒトiPS細胞を精子や卵子に分化させる研究は、大学や研究機関の監視委員会の審査を受けることを求めた上で解禁するというものだった。

　さらに、2009年、オバマ大統領が、ES細胞研究を「健全な科学」として容認するという方針転換をした。（朝日新聞社説(3/13)が追随）。そして2009年4月17日、米国国立衛生研究所（NIH）はES細胞研究の新ガイドラインを示し、不妊治療の余剰受精卵を使用した研究に対して研究助成を行う方針を示した。[5]

　このような世界の状況の中で、日本政府は、2009年にiPS細胞研究を進めるためにさらに60億円という支援を決めた。それは「難病で苦しむ人のために治療法の開発を」という慈恵原則がこの研究を後押ししているからだ。しかしそれだけではない。この技術の開発で日本が世界を制し、パテントをとり、経済的な利益と結びつけようという戦略も見え隠れしている。だから「研究のすべてをオールジャパンで」とか、「日本はアメリカに1勝△敗である」などという排他的な言葉も登場したりした。まるでスポーツで1等を競うかのように科学研究が競われている。結局、純粋な学問的関心や病気の人に対する配慮だけではなくて、経済的な利害と研究者の個人的な栄達という不純な動機が絡み合って研究が進められている。2005年に起こった韓国のファン教授のヒトクローン胚の捏造事件と、その際の金銭による卵

---

[5] National Institutes of Health, Guidelines on Human Stem Cell Research, 2009.

子の提供問題がその典型的な事例だろう。

　さらに、2009年1月26日、文部科学省・厚生労働省合同専門委員会はヒト個体としての発育の開始について、受精後原始線条の形成までは、胚はまだ多分化性を有しているゆえに、ヒト個体としての発育を開始していないと結論づけた。また同年8月には、文部科学省の審査を機関内倫理委員会審査事項にするなど、ES指針の規制を緩和した。これに従い、国立成育医療研究センターは、京都大学に続いてES細胞を3株作成することに成功し、11月5日に文部科学省に報告書を提出した。また、同年8月27日に、日本生殖再生医学会は、iPS細胞から精子や卵子を作成する研究を許容する提言をまとめた。同年9月5日に、米科学アカデミーが、iPS細胞からの精子・卵子の分化を大学や機関の監視委員会の審査という条件で許容したのを受けて、文部科学省の特定胚研究専門委員会は同年12月19日に、ヒトES細胞等（iPS含む）からの生殖細胞の研究利用を、不妊治療に限り許容し、さらに2010年5月20日に、難病の治療法の研究という高度な目的と関わらない不妊治療という目的で、しかも生殖細胞の作成を認める指針、「ヒトiPS細胞又はヒト組織幹細胞からの生殖細胞の作成を行う研究に関する指針」を策定し、これまでES細胞からの生殖細胞の作成を禁止していたES細胞指針も改定した。その内容は、ヒトの発生、分化及び再生機能の解明、新しい診断法、予防法もしくは治療法の開発又は医薬品等の開発を目的とする基礎的研究で、研究において科学的合理性・必要性を有しているものであれば、生殖細胞の作成を許容する、というものであった。ただし、作成された生殖細胞を用いたヒト胚の作成は禁止した。そして同年8月には、様々な細胞に変化できる人間のiPS細胞から精子や卵子などの生殖細胞を作る研究を慶応大学のチームが計画し、同大学の倫理委員会に申請した。

　このように、iPS細胞作成の成功とともにES細胞研究は不要となったのではなくて、逆に、ES細胞研究の規制が緩和され、さらにiPS細胞、ES細胞からの生殖細胞の作成が不妊治療の名目で許容される結果となったのである。

II　iPS細胞研究の倫理的問題

　Induced Pluripotent Stem Cells（iPS細胞）は、日本では最初、人工多能性幹細胞と「人工」と帽子が被されて訳されたが、原語にはもちろん「人工」という言葉はない。原語では「導入された」と書いてある。後にES細胞と区別されて「新型万能

細胞」と訳されたりもする。また英国では、iPS 細胞に代えて、最近では、「幹」が削除されたりして、iPCs（＝induced (pluri)potent cells）が使用されている。また pluripotent は最近、万能よりも多能と訳されることが多い。

　それでは、このような iPS 細胞研究には倫理的問題は全くないのだろうか。embryo-free で gender-neutral な新しい倫理的幹細胞は、「非倫理的な研究実践を終わらせる里程標、あるいはいずれにせよ倫理的論争を迂回させる」ものとなるのだろうか。シェーネ＝ザイフェルトは次のように指摘する。「重大な根本的問い、初期胚の道徳的身分への問いにとって、iPS 細胞の使命はおそらくまったく別である。ここで洞察と首尾一貫性を求めて奮闘する人にとって、迂回の戦略は論争の終わりではありえない」。すでに、2006年5月に出された大統領生命倫理委員会の白書では、「それは倫理的に安全か？（Is it Ethically Sound?）」という問いのもとで、以下のように指摘されていた。「もし体細胞を多能性の幹細胞──胚に由来しないが、胚性幹細胞と機能的に等価のもの (non-embryonic functional equivalents of embryonic stem cells)──に変化させる手法が開発されたなら、倫理的に反対することは何もないように思われる。もちろん、脱分化が（単なる）多能性に留まらず、全能性を持った細胞を生み出すところまで行くならば──結果的にこれはヒトクローン接合子である──、そのような細胞の道徳的地位は深刻な問題になるだろう。同様に、それを生殖目的あるいは研究目的で用いることが許容できるかどうかも、深刻な問題になるだろう。というのは、全能性を持った細胞は、明らかに、単細胞段階の生物であり、上記の手法によって作られたものは多能性幹細胞ではなく胚だと主張する強力な理由があると言えるからである」。

　さらに、ヒュンは、「ヒト iPS 細胞研究は、新たな倫理的複雑さと古い哲学的問題を引き起こす」として以下の四点を指摘している。

①ヒト iPS 細胞研究はヒト ES 細胞の必要性を変えるという結論は誤りであろう。ES 細胞研究の加速へ。

②ヒト iPS 細胞の研究は、生物医学研究における IC の手順に対して新しい課題

---

(6) Bettina Schöne-Seifert, Induzierte pluripotente Stammzellen: Ruhe an der Ethikfront?, *Ethik in der Medizin,* Springer, Band 21, Heft 4, 2009, S.271-3.
(7) *The President's Council on Bioethics: ALTERNATIVE SOURCES OF HUMAN PLURIPOTENT STEM CELLS. A White Paper* (May 2006) 参照：児玉聡、伊吹友秀「iPS 細胞の倫理的問題について」（続・生命倫理研究資料集Ⅱ、富山大学、p276-9、2009）
(8) Insoo Hyun, Stem Cells from Skin Cells: The Ethical Questions, *Hastings Center Report*, Volume 38, Number 1, January-February 2008, pp. 20-22.

を提起する。

③おそらくiPS細胞研究者は、皮膚細胞が全能状態へさらに引き戻されるだろう、ということを発見するだろう。

④ヒトiPS細胞が、もしほんとうに万能性であるならば、ヒト生殖細胞を生み出すことができるはずである。

そして、ヒュンは、「想像できない科学的可能性とともに、〈すばらしい新世界〉[9]の中にやがてはいるだろうと訝しがる人々がいる。私は、すでにその世界にわれわれはいると思う。そして研究者、患者権利団体、公衆は幸せとそれについて慎重であるべきだ」とする。

Ⅲ　共犯可能性

胚を破壊しないことを出発点におき、gender-neutralで、ethics-freeとされたiPS細胞研究は、述べてきたように、それ自体において内在的な倫理的問題（全能細胞の可能性）をもつだけでなくて、反作用として胚の破壊を伴うES細胞研究を相乗的に高めるという結果を伴っていたのである。日本では山中教授への絶賛が渦巻く中、欧米ではすでに開発当初からこのことを指摘する冷めた声もあった。山中教授の作成成功を報じるドイツのZDFのニュースでは、ある研究者が、まだ性能が不明と危惧を述べていた[10]。また、iPS細胞研究の共犯可能性を危惧する論文がすでにケネディー研究所のジャーナルに投稿されていた[11]。そこでこの論文をもとに、iPS細胞研究の共犯可能性を、実質的か、許容可能か、非難に値するかという観点で問う。

伝統的道徳的共犯理論は、時間における完全な隔たりはそれ自体において道徳的責任を和らげないということを認めている。道徳的に共犯かどうかは、人が悪をなすことに参加するという道徳的に重要な特徴、（1）首謀者の行為の道徳的評価、（2）協同する行為者の心の状態、（3）協同の予見できる結果、に依存している。胚性幹細胞研究は、幹細胞を取り出すために、人である胚を破壊する。したがって

---

(9) Aldous Huxley, *Brave New World*, 1932.; 松村達夫訳『すばらしい新世界』講談社、1974年

(10) 2007, de21. 11. ZDF Nachrichten.

(11) Mark T. Brown, Moral Complicity in Induced Pluripotent Stem Cell Research, *Kennedy Institute of Ethics Journal*, Vol. 19, No. 1, p.1-22, 2009.

胚性幹細胞研究の首謀者は重い道徳的責任を負う。

　形式上の共犯性 (formal complicity) は、首謀者がなす悪を言葉や行為において是認する人誰にでも帰せられる。実質上の共犯性 (material complicity) は、他の人や行為者がさらに悪をなすことを奨励する仕方で、故意ではないが、予見できる仕方で、行為する人に帰せられる。形式上の共犯性は、明示的か、暗示的かのどちらかである。行為者と同じ意図で行為する人は明示的 (explicit) である。その悪が過去に終わった行為である場合、そのプロジェクトに参加することはできない。だからたとえば中国人の犠牲で建設された鉄道を現在利用する人は、この悪に明示的に形式的に共犯であるとはいえない。しかしそれにもかかわらず、もしそのことがその実践の是認の表現と理性的に見られうるならば、暗示的に (implicit) 形式的共犯であるといえる。たとえば、過去に意図を持つことはできないし、ワクチンの研究は過去に制限されているので、子供にワクチンを接種した親は、はしかワクチンや水疱瘡ワクチンを作るために、中絶胎児の組織を使用した人の意図を共有することはできない。だから、明示的に形式上共犯ではない。しかしそのことを知りながらワクチン接種を受けることは、歴史的不正を是認することであり、その意味で暗示的に形式上共犯であるといえるだろう。しかし暗示的形式的共犯への懸念が、未来における同じ行為に加担しないために、ワクチンを接種しないという英雄的行為へと義務づけることはない。

　道徳的に悪であると考えられる意図を共有しないし、実践を支持しないかもしれないが、その人の行為が悪をなすことを、財政的援助、情報提供などの助力や奨励することで実質的に支持するならば、**実質上の共犯**である。実質的共犯は責められる場合と責められない場合がある。責められない場合は、協力者の道徳的に善、あるいは中立の行為が他の人の悪の行為と因果的に結びつかない場合である。実質的共犯が、責められるのは、参加者の行為が予見可能な道徳的悪の**直接的** (proximate) 原因である場合か、協力者の行為が**間接的** (remote) だけれども、予見可能で寄与する原因である場合である。直接的とは、協力する人と悪を為す人との間に因果的導出がある場合で、悪い結果が生じたか否かに関わりなく、他人が悪を為すことへ誘導する人に帰せられる。たとえば、毛皮を売る店員は、確かに動物の毛皮をはぐことに手を貸していないけれども、彼らの商売が、総需要に貢献するので、動物を殺すことに道徳的に共犯である。それと同様に、胚性幹細胞を幹細胞バンクから手にする研究者は、研究が総需要を促す故に、胚の破壊に対して**間接的に**実質的共犯

であると言える。

　それでは iPS 細胞研究は？　iPS 細胞については、いかに、なぜそれが作用するのかを誰も正確に知らない。まして、再プログラムされた体細胞が機能的に胚性幹細胞に等しいのかどうか誰も知らない。これはある部分、胚性幹細胞の働きについて知らないことに由来する。しかも、iPS 細胞は、細胞の再生治療や薬の発展のための万能幹細胞のための代用物であるけれども、幹細胞研究のための万能細胞の源のための代用物ではない。誘導された万能細胞とは、ある観点で、自然における万能細胞を模倣する**人工的万能細胞**である。

　だからヒト iPS 細胞研究はヒト ES 細胞研究とともに進まなければならないのである。「ヒト ES 細胞研究を継続することは、ヒト iPS 細胞の理解と分析のために必要である。これらの二つの種類の幹細胞が生物学的臨床的に重要な仕方で異なっているのかどうか決定するために、ヒト iPS 細胞の安全性と有効性を調べるために、ES 細胞研究はコントロールとして必要である」(12)。「さらに考慮されるべき点として、科学の責任ある態度として、iPS 細胞研究は、ヒト ES 細胞研究を継続する必要性を生み出した。すなわち、iPS 細胞研究が持つ共犯可能性である。なぜなら、体細胞を再プログラム化した iPS 細胞が科学的にヒト ES 細胞と同等かどうか調べるためには、ES 細胞研究が必要だからだ」(13)。結局以下のようになる。iPS 細胞を有効にする研究を支持する人には**明示的に形式上の共犯性**が付随する。なぜなら彼は知りながら意図的に胚が殺されることを奨めるからである。もう胚が殺される必要がない未来への移行を促進するためにであるとしても、そうである。**直接的実質的共犯性**は、胚性幹細胞研究について不安を持っていたであろう人々をこの議論が奨励して比較上の全能性研究に協力させる程度に付随する。ヒト胚性幹細胞研究を認めなかった機関が iPS 細胞研究を支援するように促されるかぎり**間接的実質的共犯性**がある。

　しかし、それでは胚を破壊する研究は倫理的に許容し得ないとして、幹細胞研究をしないということは、患者に最善の利益を与えることを義務とする人々にとっては、予防できる死亡率や罹患率の上で形式的に共犯であることを表現するだろう。一方、iPS 細胞研究を共犯理論によって選択する人は、明示的な形式的共犯は逃れ得る。なぜなら彼らは当該患者グループに降りかかる損害を意図しないからである。しかし暗示的形式的共犯には関与しているだろう。というのは、そのような政策は、

---

(12) Insoo Hyun, ibid., p.20.
(13) Mark T. Brown, Ibid.

研究が進められた場合と進められなかった場合の間に位置する当該患者グループに対しては、医学上の利益が差し控えられるという形で重要な損害を与えることは予見可能だからである。同じ理由で実質上の共犯も付随するだろう。しかしこのことは、幹細胞研究への倫理的制限すべてが自滅的であるということを意味するのではなくて、共犯回避の政策が求められることを意味する。⁽¹⁴⁾

IV 体細胞の身分

　2012年10月に京都大学でマウスのES細胞、iPS細胞から作成した卵子・精子を用いて体外受精させてマウスの仔を作成するのに成功したというニュースがあった。⁽¹⁵⁾
　ここには二つの問いがある。一つは、体細胞もリプログラミング、初期化することにより、生殖細胞、さらには、全能細胞になり得る可能性があるとするならば、ヒトの体細胞もまた潜在的に人間であり、人受精胚が持つのと同様の道徳的身分、尊厳を持つことにならないのかという問いである。すなわち、皮膚細胞、精子・卵子などの配偶子も、将来人間となる潜在性を持つ故に、接合子と同様に、人間の尊厳を持つといえないのか、という問いである。もう一つは、iPS細胞を初期化して全能細胞を作成することは、人受精胚を生殖目的外に人為的に作成することが持つのと同様の倫理的問題を持つのか、という問いである。
　ヒュンは以下のように指摘している。「山中やトムソンの研究チームは、普通の皮膚細胞が多能性の初期の胚状態へバックさせうるということを示した。しかしまだ誰も正確に知らないことは、この再プログラミングの技術の限界がどこにあるかということである。もしこれが起こるとするなら、そのとき、適切な状況の下では、自分の身体の何らかの細胞が別の完全な人間存在を生じさせる生物学的な能力を持っていると主張することができる。オリジナルな人間が生きているか、死亡しているかに関わりなく」、と。⁽¹⁶⁾
　体細胞を万能細胞を超えて、全能細胞へバックさせることができるという、この問題を指摘する人は多い。ハリス（J.Harris）らは、非倫理的な論争を終結させる里

---

(14) 共犯性のファイアーウォールとしてBrownは、Blue Ribbon Panelの設置を提案している。Cf. Mark T. Brown, ibid., p18-20.
(15) 平成24年10月5日京都大学（広報室）http://www.jst.go.jp/pr/announce/20121005/
(16) Insoo Hyun, ibid.

程標、少なくとも「迂回する道」である iPS 細胞研究を以下のように危惧している[17]。「ヒト胚を保護しその道徳的価値を主張する人たちが、胚の身分を減じるかもしれないこの科学的進展を非常に情熱的に歓迎したということは皮肉である。胚は〈価値ある未来〉と呼ばれるものを経験することの利害の故に生への権利を持つと議論された。パーソンであることの潜在性の故に。しかしもし皮膚細胞あるいはそのほかの細胞が胚の状態へ再プログラミングされるならば、これらのどれもが今や潜在的状態 (potentio) にある胚である。胚が潜在的状態にあるパーソンであるのと同じ意味で。胚をその潜在性の故に価値づける人は、再プログラム化可能なすべての細胞を価値づけることへ義務づけられていると十分感じるかもしれない。……細胞を再プログラミングすることにより、細胞のどれにも含まれている潜在性を解き放すことの義務があるのかどうかという問いが生じる。その結果、皮膚細胞のどれもがその価値ある未来を経験することができるのだから」。

ここで問われているのは、やはり潜在性の問題である。この問題を扱う論文として、バエルチ (Bernard Baertschi) らの論文が挙げられる[18]。バエルチらは、「道徳的身分に関するわれわれの概念への RP (reversed potency ＝リセットされた潜在性) の影響はそもそも何であるのか？」という問いを立てる。RP とは、再プログラム化によって証明された細胞が持つ特性のことである。全能性は一つの有機体全体、すなわち人格になる能力である。能力主義 (Capabilitism) に立つと、あらゆる体細胞が一つの人格であることになる。そしてこれまでの内在的特性 (理性、あるいは人格を所有すること) だけ問題とする標準的見解では、胚も、大人の有機体を構成しているあらゆる生きている体細胞も、共に潜在性を能力として持つことになり、同じ道徳的身分を持つことになる。

内在的特性をもっと厳密に捉えるのが、現実主義 (Actualism) や性向主義 (Dispositionalism) という立場である。この立場では以下のようになる。「能力 (capability) は何かをすること、あるいは企てることの素質である。そして潜勢力

---

(17) Sarah Chan, John Harris, Adam's fibroblast? *Journal of Medical Ethics* 2008, 34, p.64-66.
(18) Bernard Baertschi, Alexsandre Mauron, *Moral status revisited: The challenge of revised potency*, Bioethics, 2008, Vol. 24, 96-103.

R confers personhood if R is:		*Paradigm:*
Actualism	*exercised now*	activity
Dispositionalism	*could be exercised (again)*	Virtues, acquired skills
Capabilitism	*might be exercised (in the future)*	innate aptitudes

(potentiality) とは、何かになることの素質である。この厳密な哲学的意味では、われわれが胚は人格であることの潜勢力をもつ、あるいは潜在的 (potential) な人格であると言うとき、人格になることの能力あるいは素質をもつと言うのであって、真に一個の人格だと言うのではない」。これに従えば、「全能性は有機体全体、すなわち人格 (person) になる能力である。この能力が潜在的であるとき、体細胞は人格ではない。もしある環境が現在すれば人格になるだけであろう」。名目的な (nominal) 能力と現実的な (real) 能力の区別である。しかしこの区別は、体細胞は人格 (person) ではないということへ導くのであり、胚が道徳的身分をもつということの否定にはならない。

　そして、バエルチらは、この不合理は、ある実体の道徳的身分は、もっぱらその内在的特性、顕現的、性向的特性に、依存するという見解にある、とする。それでは、この標準的な見解のどこがまずいのか？　この問いに答えるために、バエルチらは、能力主義者が RP の問題に与える二つの答えを調べることから始める。「例えば、子宮内に置かれること、そして全能状態に戻されること。それらの特性が道徳的身分を高める。しかし（着床前診断後）移植されないこと、実験に使用されるように当てられているようなこと（全能状態に戻された後で）はそれを減じる。これらの実例から明らかなように、われわれの結論は、結局、新しくない。フェミニストたちが長い間主張してきたこと、関係的特性 (Property) に重要性が与えられるべきだということ」であるとして、以下のように言う。「あなたがあなたの能力を現すために外的サポートを必要とすればするほど、あなたの道徳的身分は低い。……明らかにこの通常の見解からの逸脱は、いくつかの近頃の生命倫理的論争にとって重要な結果を持つ。ES 細胞株は、人格よりはるかに低い身分を持つだろう。研究において使用される目的のために作られた胚は、不妊治療の文脈の中で作られた胚よりもより少ない道徳的身分を持つだろう。二つは同じ内在的特性を持つ。しかし後者の胚だけが、人格的未来を期待することができる。関係的特性は明らかに異なっている。iPS 細胞は低い道徳的位置を持つ。それが細胞治療のために宛てられていて、ヒトを生産するためにそれらを使用する計画がないとき」。

　それでは関係的特性に立脚して、研究目的で作成された胚は、初めから未来の人格を期待できない故に無制限に作成を許容するが、不妊治療で作成された胚は人格的未来を期待できるから総じて殺してはならないとする。しかし、そうすると、ES 細胞の新たな作成は認められないことになる。なぜなら、誰が、研究目的

で、卵子を自発的に提供するだろうか、ということである。そして ES 細胞研究をコントロールとして必要とする iPS 細胞研究は、もしそれに反するならば、やはり共犯者とならざるをえない。ここでは iPS 細胞研究は、形式上の共犯可能性があると言える。

　そもそも、「研究において使用される目的のために作られた胚」とは何を意味するのだろうか。われわれは、このような目的で胚を本当に作成したりするだろうか。われわれは、むしろ逆で、胚の身分の故に、このような目的で胚を作成してはならないと考えるのではないだろうか。それにもかかわらず、このような問いがごく自然に想定されるというのは、むしろ iPS 細胞の故にではないのか。つまり、初めから iPS 細胞は道徳的身分を持たないものとして、想定されたのではないのだろうか。現に、日本では、iPS は、本来誘導性多能性幹細胞と訳されるべきところ、人工多能性幹（細胞）と訳されたのであり、それは模造品という意味合いを持つのである。

　シェーネ＝ザイフェルト（B. Schöne-Seifert）も、以上の見解を踏まえて、以下のように言う。(19)「重大な根本的問い、初期胚の道徳的身分への問いにとって、iPS 細胞の使命はおそらくまったく別である。ここで洞察と首尾一貫性を求めて奮闘する人にとって、迂回の戦略は論争の終わりではありえない。――逆である。………この再プログラミング化は、また一歩をさらに進めるだろう。受精卵と同じように振る舞う細胞へと。それ故に完全に初期胚のように。………なぜなら胚は新生児になる潜在性を持つ故に、胚が生まれた人間と同様の道徳的身分を持つだろうという、胚保護の中心的議論にとって何を意味するのだろうか」と問いを立て、「体細胞はどれも明らかに、それ自身で生命能力のある人間になることの潜在性を持つ細胞になることの潜在性を持つ。細胞化学仕掛けは〈人為的 (künstlich)〉であり、これに対して妊娠は〈自然で〉あるということは、明白である。しかしこの相違は、倫理的に多少の成果を上げることができるか？　どうして？　潜在性議論は、少なくとも、もはやそれだけでは十分に自律していないようにみえる」。

　第一に、胚と細胞を明確に分離する必要性がある。「胚は細胞の塊に過ぎないのか？」これまではそのように問われてきた。しかしこれからは細胞も、全能性の可能性を潜在的に持つことになる。だから、「細胞も尊重されなければならなくなるのか」、このように問われることになる。これに対する答えは、「そうではない」

---

(19) Johann S. Ach, Bettina Schöne-Seifert und Ludwig Siep, Totipotenz und Potenzialität, *Jahrbuch für Wissenschaft und Ethik* 11, 2006, 287.

である。なぜなら、細胞が全能性を潜在的に持つとは、素質として潜在的な能力（Vermögen 積極的潜在能力）を持つのではなくて、論理的に可能性として（消極的潜在能力 Vor-Potenz）なのである。したがって、細胞（細胞核、生殖細胞）と胚（接合子）は同じ身分ではない。[20] 区別は潜在性の間に求めざるをえない。

　結局、以下のように言える。全能性の可能性を持ちうるからといって、皮膚細胞などの体細胞が胚と同じ道徳的身分を持つとは言えない。皮膚細胞と胚では潜在能力の言葉の意味が違う。しかし、体細胞から作成した全能細胞は、能力、内在的特性の上では胚と同じであるかもしれない。だとすると胚を廃棄してはならないなら、全能細胞を廃棄してはならないことになる。この場合は、バエルチらが主張するように、関係的特性によるのではなく、内在的特性によるのである。

　この潜在性の区別を論じているのが、ディシルベストロ（Disilvestro）である。彼は、「どの細胞も必ずしも神聖であるとは限らない」[21]という論文において、受精の瞬間から胚は保護されるべきだという潜在性論証[22]は成り立たない、なぜならクローニングの時代においては、受精胚が持つ潜在性と体細胞が持つ潜在性との間には顕著な相違がないので、あらゆる体細胞が保護されるべきだということになるからだ、というチャロ（Charo）の説を以下のように論破している。「体細胞によって所有される潜在性と初期の人受精胚によって所有される潜在性の間には有意味な相違があると私は主張したい。後者の種類の潜在性だけが潜在性論証の及ぶ範囲に属する」。

　それでは、ディシルベストロは潜在性にどのような有意味な相違があると言うのだろうか。まずはじめに、配偶子・体細胞と接合子のそれぞれが持つ潜在性の相違が考察される。受動的と能動的の相違である。受動的は外的援助を必要とするが、能動的潜在性とは固有の能力である。しかしこれだと、体外受精胚も同じ外的援助を必要とするのであり、体外受精胚は体細胞と同じ身分になる。つぎに、体細胞と体外受精胚のそれぞれが持つ潜在性の相違が考察される。体細胞からクローニングで作成する胚と体外受精胚を発生させることの間の相違である。しばしば指摘されている相違は、培養の種類の相違、つまり異なる培養器の種類の間の相違（細胞質対かんてん）、異なる種類の電気エネルギーの入力の間の相違（ショック対暖かさ）

---

(20) Vgl. Ebd.
(21) Russell Disilvestro, Not every cell is sacred: A reply to Charo, *Bioethics*, Vol.20., No.3., 2006, pp146-53.
(22) 第1章において考察した。参照。

である。しかし、ディシルベストロはこれらの相違は両者の身分の相違を示す上で有意味な相違ではないと言う。そして有意味な相違を作るのは、培養がもたらす結果の相違、つまり皮膚細胞は赤ん坊を導出させることにあり、体外受精胚は赤ん坊へ展開させることにある、と指摘している。

　子供 x が大人 y になるとき、子供は大人と数的に同一であり、大人と同じ種類のもの（個々の有機体）である。しかし配偶子が接合子を生じるとき、配偶子は接合子と数的に同一でもないし、同じ種類のものでもない。接合子はヒトの有機体であるが、配偶子はそうではない。また、接合子や体外受精胚は、赤ん坊になる (become) こと、あるいは赤ん坊へと展開する (develop) ことの潜在性を持つのに対して、配偶子や皮膚細胞は単に赤ん坊を導出する (produce) あるいは赤ん坊を発生させることの潜在性を持つに過ぎない。

　この相違は何を意味するのか。接合子や体外受精胚は赤ん坊と数的に同一であり、同じもの、つまり人有機体であると見なすことができるのに対して、クローニング以前の皮膚細胞とクローニング以後の全能細胞は、配偶子と人有機体と同様に、数的に同一でもなければ、同一のものでもない。したがって、胚は、体外受精胚にせよ、接合子にせよ、人有機体であり、神聖であるが、皮膚細胞や ES、iPS 細胞は、人有機体ではないので、神聖でないということである。

　人有機体へと展開する接合子は人有機体であるのに対し、どうして接合子を導出する皮膚細胞が接合子と同一ではないのか。確かに現在のクローニングの技術では除核した卵子を必要とするが、将来それなしでもクローニングは可能となるかもしれない。その場合、確かにクローニング以前の皮膚細胞とクローニング以後の接合子は同じものを共有している。しかし x と y が同じ遺伝型を持つという事実は x と y が数的に同一であるための十分条件ではない。一卵性双生児は同じ遺伝型を持つが、それだけでは数的に同一ではない。また x と y がパーツの上で同一であるからといって、x と y は数的に同一ではないのである。結局、x と y が同じ遺伝型と同じパーツを共有するからといって、これだけでは数的に同一であるとはいえないと結論づけることができる。

　さらに、接合子が赤ん坊へと「展開する」ための必要条件は次のように生じる。胚に内在する本性は分割し赤ん坊に成長することであるのに対し、皮膚細胞の内在的本性は多くの皮膚細胞に分割することである。このことを一層理解させてくれるのが、物質名詞と可算名詞の区別である。つまり、皮膚細胞は物質名詞として「ヒュー

マン」であるが、しかし可算名詞としてのヒューマンズではないということである。「ヒューマン」「牛」「羊」などのように、一般的、伝統的に生命体と呼ばれるものを示す言葉には、可算的意味と物質的意味という二つの重要な相違した意味がある。「Mary has a little lamb」という命題における曖昧さを取り上げて、この相違をディシルベストロは説明する。「羊が可算的意味での実体として解釈されると、この句は「メアリーは一匹の子羊を飼っている Mary owns a small lamb」のようなことを意味する。しかし羊が物質的意味での実体として理解されると、この句は「メアリーは少量の羊肉を食べた Mary ate a small amount of lamb」のようなことを意味する。物質的意味は、かさ、量的意味と呼ばれる。この数量(count)と 物質(stuff)の間の相違は、皮膚細胞と接合子の間にある相違を考える上で特に重要である。配偶子や皮膚細胞のような大人における個々の身体細胞は、物質の意味で人 (human)であるが、数量の意味でそうではない。しかし、接合子は両方の意味で人である」。これが、なぜ皮膚細胞がヒト有機体でなくて、この故に一個の皮膚細胞が一個の体外受精胚とは異なる種類のものなのか、の理由である。

体細胞はせいぜい赤ん坊へ導出されたり、あるいは産生することの潜在性を持つのに対して、接合子・体外受精胚は、赤ん坊へと展開すること、あるいは赤ん坊になることの潜在性を持つ。また、接合子は分割にもかかわらず同一である。この種の取り換え (replacement) において、一つの細胞で構成された有機体は細胞の数における変化を通じて持続する。そしてこの変化は、いわば一つの細胞を持った有機体の代わりに二つの細胞を持った有機体となることである。細胞の観点から、変化は取り替えであるが、有機体の観点から、変化は再‐構成(re-constitution)である。

結局、ヒト胚を破壊的実験から守ろうとする人は、胚の遺伝子を保護することを単に試みるのではない。むしろ生物学的統一、遺伝子を所有する生物学的ユニット全体――この場合、接合子それ自体を保護するのである。

皮膚細胞と胚の「内在的性質」の間に相違があるということに対するチャロの疑いに対して、答えは三重である、とディシルベストロはする。第一に、皮膚細胞と人受精胚のパーツの同一性は両者の数的同一性にとって十分条件ではない。第二に、胚細胞と成人の細胞の間にある関連する相違を皮膚細胞の操作により取り除くことは、皮膚細胞を胚性細胞に変形するために必要なものである。第三に、自然受精にせよ、体外受精にせよ、胚発生のケースは初期胚の分裂を含んでいる。それに対して細胞質のリプログラミングによって別の人個体のもとになるかもしれない初期胚が持つ潜在性は、

現実に別の人個体であるおのおのの細胞と同じものではない。以上の考察から明らかなように、細胞質がリプログラミングされるという可能性は、すなわち皮膚細胞の潜在的性質と胚のそれとは異なるというこの基礎的洞察を脅かすことにはならない。

結論としてディシルベストロは次のように言う。「現代というクローニングの時代にあって、チャロは皮膚細胞によって所有された潜在性の種類と胚によって所有された潜在性の種類の間には道徳的に重要な相違はないと論証するけれども、体外受精胚と体細胞が重要な積極的潜在性を所有するという彼女の示唆は培養の結果が二つのケースの間では全く異なるという事実を無視している。同様に、皮膚細胞の性質と接合子の性質の間に相違があることを疑うために彼女が与える理由は疑わしい」。皮膚細胞と胚では潜在的性質——置き換わることと再構成すること——が異なるのである。

最後に残された問いは、もう一つの問題、研究目的で人受精胚や全能細胞を作成してよいかどうか、である。しかし前者に関してはナンセンスな問いとも言える。人受精胚の作成とは精子と卵子からの作成である。それをしてよいとすることは、結局のところ人間が選別、改良など、何らかの意味で神を演じることに道は通じているのであり、「自然の支配」から、「生物学の支配」、しかも「平板化された生物学の支配」[23]へ導くことになるのである。問われるべきは、後者、研究利用のために、体細胞から、全能細胞を作成する研究は許容されるか、ということである。しかし人受精胚を生殖目的以外では作成してはならないとするなら、やはり体細胞から全能細胞を作成してはならないということになるのではないだろうか。もしそうでないとするなら、その場合の胚と全能細胞の相違はどこにあるのか。ともに人有機体であり、相違がないのにもかかわらず、認めて良いとするならば、ここでもiPS細胞研究は共犯関係を構成していると言える。しかも、この場合、iPS細胞研究は、直接的に実質的共犯可能性があると言える。なぜなら、iPS細胞とiTS（人工全能）細胞の間の差異を解消しているからだ。

以上考察してきたように、iPS細胞樹立成功後の日本の生命倫理政策は、iPS細胞研究を共犯可能性のわなに誘い込むのである。

---

(23) Cf., Nikolas Rose, *The Politics of Life Itself,* Princeton U.P., 2007, p15.

神聖な細胞 or 神聖でない細胞

	Sacred, human organisms	Non-sacred, not human organisms
	human embryo in vitro embryo cloned embryo	ES-cell, iPS-cell somatic cell
potential Substance Change	Active development, become numerically identical the same kind of thing Identity between x and y count sense re-constitution	Passive generation, produce mereologically identical different kind of thing stuff (mass, quantity) sense replacement
Implicit nature	to divide and grow into a baby	to divide into more skin cells
Assistance	distinguished by the effects of assistance, not kinds of assistance	

人格、潜在的人格、可能的人格

	T.M. Brown (R.Merkel)	Damschen und Schönecker	R.Disilvestro	M.Quante	
Person 大人　　　　　　　　　乳児 Human being	一次的潜在性 ＝神経的特質 ＝ range property 特性 Property を開示する exhibit ことの実現された能力 capacity 一次的能力 能力を獲得することの能力	Fähigkeit 可逆的な昏睡状態にある人は、特定のΦ性質を素質的能力のある可能性としての能力 Fähigkeit を持っている。	一次的能力 first-order capacity：もし x がφへの力量をもつなら、x がφすることができないときでも、x はこの力量を持つ	人格個性－実質的 (Persönlichkei) 「人格のそれ自身の実存との評価的同一性を自伝的同一性」 人格存在－形式的 (Personalität) 実存の評価への能力に制限「自己の実存の評価への能力」 1 人称の視点	人格
			二次的能力 capacity：φをすることのまだ展開していない能力を持つことは、φをすることへの直接の能力を持つことに対する能力を持つ		
胎児・胚 (体外授精胚)	二次的潜在性 SOP ＝遺伝的特質 ＝ range property 一次的ポテンシャルを獲得することの能力 非推移的 特性 Property を発見させる develop ことの素質 disposition	Vermögen （積極的潜在能力 active potential) 発生能力のある胚は、特定のΦ性質を実現しうるこの現実的な能力を持ってはいないが、この能力を展開しうる現実的な資力 Vermögen をもつ。何故この相違が生と死の間の相違になるのか	二次的能力 active Effect: development, become numerically identical the same kind of thing Identity between x and y count sense re-constitution implicit nature: to divide and grow into a baby	因果的諸力としての潜勢力・素質・能動的・内在的・自己操縦・潜在的な人格。 生物学的アプローチ：人間の有機体の概念に立ち戻る。観察者の視点に。［定義］生命の始まり＝特定の有機体の存在の始まり。4 から 8 細胞期。	潜在的人格
精子 卵子 体細胞 ES, iPS	三次的潜在性 TOP 非推移的 二次的ポテンシャルを獲得することの能力。因果の力、また同一性を保持しない。Person を生み出す潜在性を持つが、潜在的人格 potential person ではない。	Vor-Potenz (passive potential) 蓋然的・論理的	三次的能力 passive Effect: generation, produce mereologically identical different kind of thing stuff (mass, quantity) sense Replacement implicit nature: to divide into more skin cells	将来の状態の蓋然性としての潜勢力・可能的人格 可能的人格は量化詞と関わらない。中絶と避妊は非対称性。	可能的人格
	ヒト胚が潜在的に人格であるとは、ヒト胚は人の先行者であるということ、人の存在に先行する人の生の媒介する形式であるということだ	配偶子、王女問題 →P 論証 多胎、全能性、栄養胞問題 →数的同一性論証 多胎形成の異議に対する反論	distinguished by the effects (development, generation) of assistance, not kinds of assistance 培養器の種類（細胞質、かんてん、電気ショック、温めること）	有機体の始まりは個体的ゲノムの活性化。ゲノムの同一性は個体的人間有機体の必要条件でも十分条件でもない。 多胎形成の異議に対する反論	

第3章
着床前診断と人間の尊厳——クヴァンテ論駁

キーワード　①着床前診断　②出生前診断　③NIPT　④人間の尊厳　⑤両立可能　⑥罹患性
　　　　　　⑦身体の倫理　⑧生資本主義

　「生命の秩序に対する現在のとりくみの中心にある論理とは、知ることではなく、技術的な介入によってそれを変形させることだということは強く主張しておきたい。生命についての知は、そもそものはじめから——あるいは、可能ならばそれ以前から——、生命が自らを、向上させるために自らに働きかける作用のうちにあるのである。われわれが何者であり、どのような生命体であり、どのような生のかたちを生きているのかについての理解こそが、ビオスをゾーエーに折り畳んだのである。このことで私がのべたいのは、良き生——ビオス——についての問いは、本質的にわれわれの動物的生——ゾーエーの生体プロセスの問題にもなったということである。ビオスの形式が論争の主題を構成するようになって以来、生そのものが——ただ良き生を可能にする健康とか、われわれの生き方の倫理に尊さや教訓をすえてくれる病気の経験といったものだけでなく——、現在ではわれわれの政治の中心的論点となっているのである」（ニコラス・ローズ）[1]。

I　人間の尊厳と着床前診断

　ドイツは、基本法1条1項において、「人間の尊厳は不可侵である。これを尊重し、および保護することは、すべての国家権力の義務である」と謳っている。また、ドイツでは、「妊娠以外の目的で卵細胞を受精させること」は、1991年施行の『胚保

---

[1] Nikolas Rose, *The Politics of Life Itself,* Princeton U.P., 2007, p83.；檜垣立哉監訳『生そのものの政治学』法政大学出版局、2014年、162頁。

護法』(2)により、罰則をもって禁止されている。ここからドイツでは、着床前診断は許容されないと理解されてきた。(3)

　2006年2月17日にドイツ連邦医師会は「生殖補助医療実施のためのガイドライン（ひな型）(Muster-) Richtlinie zur Durchführung der assistierten Reproduktion Novelle 2006」を策定した。その内容は、胚の作成は妊娠に結びつくもののみ許容するという胚保護法（1990年実施）により着床前診断は許容できないが、受精直前の第2極体を診断するという極体診断（PKD＝Polikörperdiagnostik）は許容する、などというものだった。それは、受精以前の段階、すなわち精子が卵子に入った直後の、核融合する以前の段階の卵子はまだ尊厳を持った人間でない、という理由からだった。(4)

　しかし、着床前診断が世界で医療として定着する中、患者の要望を受けて診断を実施した医師が検察に自らを告発し、その是非を社会に問うたことがきっかけで、2010年連邦裁判所で、「一定の場合、着床前診断は胚保護法違反でない」という判決が出され、胚保護法の違法性が阻却された。ドイツ医師会もこの判決を支持し、厳しい条件をつけて許容された。さらに2013年2月に「着床前診断令 Die Verordnung zur Regelung der Präimplantationsdiagnostik (PID)」が公布された。

　さて、人間の尊厳と着床前診断は両立可能であると、クヴァンテは断言する。まずクヴァンテの説を跡づけよう。クヴァンテは、人間の尊厳の概念とともに以下のことが念頭に置かれていると言う。「すなわち、第一に、人間の尊厳という概念は、有機体よりも下位にある人間の生命には適用されない。第二に、人間の尊厳は不可侵であり、かつ、その他の倫理的価値や原理または規範と比較考量できない、卓越した倫理的地位のことである。また、第三に、人間の尊厳は、尊厳の担い手である人間を決して完全に道具化してはならないという命令を含意している」。(5)

　第一に、人間の尊厳の「担い手」についてであるが、クヴァンテはそれに関して以下のように述べている。「有機体には一定の能力の形成のために素質が内在して

（2）本書資料2を参照。
（3）なお詳細は拙稿参照；「ドイツ各種委員会資料に見るヒトゲノム解析研究に関する倫理的態度（1）遺伝子診断」『富山医科薬科大学一般教育研究紀要22号』1-31, 1999年10月。
（4）2004年6月30日のドイツ医師新聞 Ärztezeitung によると、着床前診断（PID）の許容に対して200組の不妊夫婦の97％が賛成、88％が生後1年以内で死にいたる遺伝病の遺伝的素質を担う胚の選別を希望、79％が染色体異常の遺伝病の排除を希望、82％がダウン症の子供に反対と出ている。
（5）Michael Quante, *Menschenwürde und personale Autonomie*, Meiner, 2010, S.46.; 加藤泰史訳『人間の尊厳と人格の自律』法政大学出版局、2015、60-1頁。

いる」、「有機体の潜勢力は<u>能動的</u>である」、「有機体は自分自身を統合する自己操縦的な仕方で、発生を主導することができる」、「潜勢力は個体的ゲノムの特性に依存する」、「ゲノムの同一性は、個体的な人間有機体であることにとっての必要条件でも十分条件でもない」、「活性化されたゲノムの特別な役割は、むしろ最も初期の生命段階における人間有機体の自己制御と統合遂行の中心的な器官」である。そして、「人間有機体の生命の始まりは、この有機体の個人的ゲノムの活動を始動させることである。この有機体は通常4から8細胞期において生じ、この個体的生命過程の自己制御の始まりである」[(6)]としている。すなわち、この時期から受精胚は潜在的に人間の尊厳を持つとしている。したがって、クヴァンテによると、精子、卵子、幹細胞は有機体の下位の生命で人間の尊厳を持たないことになる。

　次に、クヴァンテが指摘する人間の尊厳の概念の内容、比較衡量不可能と道具化の禁止についてであるが、これらについて、シュテパニアンスが簡潔明瞭にまとめて述べているので、これを紹介することから始めたい[(7)]。彼は、①道徳的根本価値としての人間の尊厳、②人間の尊厳≠人権、③人間の尊厳の内容＝自律の能力、④他律的道具化の禁止、の4点について述べている。以下のようである。

　①道徳的根本価値としての人間の尊厳：人命を軽んじるナチス政権に対峙する再出発のしるしとして、またヒューマニズムと人権への支持表明として、1945年以降ドイツの新しい法体制を、人間一人一人や国民への尊敬を中心とする道徳的（倫理的）土台の上に築いていこうと考えられた。そのため、人間の尊厳の道徳的な根本的価値の承認を新ドイツ憲法の冒頭に明文化した上で、その絶対的で無条件の保護を国家の主たる最高の義務であると宣言することが決定した。それこそが1949年のドイツ基本法1条1項：「人間の尊厳は不可侵である。これを尊重し、および保護することは、すべての国家権力の義務である」が意図するところである。ナチスやほかの全体主義の国家理解と意識的に対照させ、国家は人々のためのものであり、人は国家のためにあるのではないという人間尊厳の保証を表現するのが意図であった。この措置で、個人とその尊厳の保護をもって、国家に先行する、純粋道徳

---

(6) M. クヴァンテ、高田純監訳『ドイツ医療倫理学の最前線』リベルタス出版、2015年、62, 3頁；M.Quante, *Personales Leben und menschlicher Tod*, Suhrkamp, 202, S,69f.

(7) Markus Stepanians: Warum ist die Embryonenforschung in Deutschland kategorisch verboten? Zur biopolitischen Diskussion in Deutschland, in: 生命倫理　研究資料集Ⅲ-1, 富山大学、2009, 78-80頁；カペラ エーファ訳「なぜドイツでは胚の研究が一切禁止されているのか。ドイツにおける生命政治の議論を巡って」、同書、95-6頁。

的な命令を国家の最高目的と定めた。同時に人間の尊厳への絶対的義務が合法的な国家権力に限界を際だたせている。

　②**人間の尊厳≠人権**：１条１項における人間の尊厳の保証がそれ以外の憲法箇条に対して特別な位置を占めているということはもう一つの点で表れる。すなわち、国家がすべての人間に対する絶対的な義務を負うものの、それを享受する国民・人間には尊厳保証の基本的権利が与えられていない、と初期の基本法解釈者が理解していたことである。国家が人間の尊厳の保証を負うという絶対的な義務に対し、人間にはその義務が果たされるという個人的な権利、即ち必要ならば告訴して請求できる権利がないと、1950年代の憲法学者の大半が判断した。一目見て逆説的に見えるその意見の背景に、二つの考えがあった。一つ目は、人間の尊厳がすべての基本権の基礎と源泉を成しており、つまりすべての権利の原点である故、人間の尊厳自体は権利であってはならないという思想である。仮に人間の尊厳も権利であれば、何に基づくのだろうか。そして二つ目は、人間の尊厳保証の絶対性と無条件性は、対応する権利を承認する余地がないという意見である。なぜなら、常に権利は絶対的ではなく他の権利と義務に相対的だからである。いかなる権利も、他の権利や義務と衝突する可能性を持っており、その場合両者を衡量し、不確かな結果で解決するだろうが、人間の尊厳の場合これは通用しない。衡量を行うことで人間尊厳保護が相対化されてしまい、その絶対性と無条件性——いわゆる「不可侵性」——に反するからである。当時の憲法学者が１条１項の人間の尊厳保証を人間の尊厳への権利の承認とも見なすことを拒否したのは、人間の保護と他の規範との比較衡量を回避するためであった。

　③**人間の尊厳の内容＝自律の能力**：しかし、人間の尊厳とは何なのか、そして、何が尊厳の保護を求めているのだろうか？　人間の尊厳の内容の定義付けにおいては、ドイツの憲法学者が主としてカントの道徳哲学を引き合いに出している。カントによれば、人間の尊厳とは人間が理性を有することである。理性こそが人間に、たとえ自然の本能や衝動に逆らってでも自分の行為を決定する自由を与えてくれる。道徳性を可能とするこの自由な自己決定（自律 Autonomie）の能力に人間の尊厳があるとカントは説いている。自律への能力は個人の人間を、原則的に自分自身の衝動のみならず他人の意志と目的からも自由にする。この能力が故に、牛乳、羊毛、肉生産など、特定の目的で飼育されている牛や羊のような有用動物と違って、他者に役立ったり他人の目的を果たしたりするために人間が存在するわけではない。人間の存在には、正当化が不可能、かつ不要である。人間は自分自身のために、自己

目的として存する。その自己目的である存在は、人間を有用動物のように手段化すること、つまり人間をその本人が同意していない目的のための単なる手段として利用することとは相容れない、とカントが述べている：「人間および一般にあらゆる理性的存在者はそれ自身における目的として現存する、すなわちそれは単にこのあるいはあの意志にとっての、任意の使用のための手段としてではなく、彼のすべての自分自身ならびに他の理性的存在者に向けられた行為において常に同時に目的として見なさなければならないのである」。

④**他律的道具化の禁止**：そのカントの思想に基づいて、ドイツ基本法1条1項にある人間の尊厳保証についてデューリッヒは下のように述べている。「一人一人の人間が、その非人格の自然から自己を際立たせ、彼自身の決意・意志で自分を自覚・意識すること、自己を決定すること、そして自分の環境を形作ることを可能とする精神によって、人間である」。人間の本質と人間が有する尊厳は、自己を決定し自分の環境を形作る自由にあると、カントの主張を暗示している。だがこれでは非常に抽象的で漠然としたままなので、人間の尊厳の侵害の概念をもって人間の尊厳の概念を具体化するようにデューリッヒは提案している。我々が人間の尊厳を侵害する条件について知ることで、人間の尊厳概念を理解できる、という考えだ。しかしどういう行為が人間の尊厳侵害の典型的な例であるのか。この問いにデューリッヒは、有名な「客体形式」(Objektformel)で答えており、それは少なくとも人間の尊厳の侵害の一つの十分条件を表現している。「具体的な人間が客体、単なる手段、置き換え可能な数値としておとしめられると、人間の尊厳が害される」。これによると、人間を自律的な主体としてではなく、客体、「もの」として扱ったり、同意していない他律的な目的への手段として利用したりするたびに、人間の尊厳が侵害される。つまり人間の尊厳を保護する義務は、以下で「他律的道具化の禁止」と呼ぶべきことを含意している。デューリッヒの客体形式もカントから着想を得たものである。カントは道徳の最高法則を、他人を単なる手段としてのみ利用すべきではないと定言的な禁止として表現している。その定言命法の「人間性の定式」(Menschheitsformel)は次のようである。「汝は汝およびあらゆる他人の人格における人間性を常に同時に

---

(8) カントの邦訳：『人倫の形而上学の基礎づけ』、深作守文訳、理想社、1965年。
(9) Günter Dürig, Kommentar, in: Maunz-Dürig, *Grundgesetz Kommentar*, C.H.Beck'sche Verlagsbuchhandlung, 1970. 1 I 20-3.

目的として使用し、決して単に手段としてのみ使用しないように行為せよ」[10]。

シュテパニアンスの以上の説明から、第一に、人間の尊厳はすべての基本権の基礎と源泉であるゆえに、人間の尊厳は権利ではないということが理解される。クヴァンテも人間の尊厳と権利を同値とはしない。第二に、自律には、二つの意味があることが理解される。一つは、「自分自身の衝動から自由」という意味での自律で、他は、「他人の意志と目的から自由」という意味での自律である。ヘーゲリアンのクヴァンテは、前者の自律に立脚して、着床前診断においては人間の尊厳と診断・廃棄とが両立可能としている。以下そのことを立証する。

1）クヴァンテ——両立可能論[11]

1980年代後半になると遺伝子解析研究が進んだ。これを受けて、ドイツ各種審議会・委員会・機関等で、この技術の臨床応用に対する検討が始まった。そして胚保護法が1990年施行され、胚は誕生以外の目的で作成してはならないとされた。これにより、ドイツ語圏以外で実施されている着床前診断が、議論の中心の一つとなった。「体外受精の助けで出生前診断を初期胚の段階へ移すこと（着床前診断）が外国において行われている。立法機関が「利用」胚研究を取らないことにする限り、ドイツ連邦共和国においては着床前診断のためのどんな立法化も存在しないだろう」（ベッケル委員会）[12]。

各種委員会において挙げられた着床前診断に反対する意見は、以下のようである。①胚の生産の道具化、②生命に値する／値しないという基準による生命の選択、③遺伝病と診断された胚の滅失、④さしあたり例外の場合にだけと認められた着床前診断の事由の拡張の危険（滑り坂論証・堤防決壊議論）、⑤障害児やその両親の差別の危険、⑥優生学の道具（両親の決断による優生学の新たな形式）、⑦人間培養や胚研究に対する足場となる。特に慎重な意見表明がなされたのは、『ドイツ司教会議とドイツ福音教会協議会の共同宣言：知はわれわれにどのくらいよいことをもたらすか——予言

---

[10] カントの邦訳：『人倫の形而上学の基礎づけ』、深作守文訳、理想社、1965年。
[11] 本書資料1参照。
[12] Böckel Kommission, Gesellschaftlich relevanter Gruppen und Bundesministerien einberufenen Arbeitskreises》Genforschung《, *Erster Bericht des vom Bundesminister für Forschung und Technologie auf Vorschlag wissenschaftlicher Institutionen,* 1990; なお詳細は拙稿参照；「ドイツ各種委員会資料に見るヒトゲノム解析研究に関する倫理的態度（１）遺伝子診断」、『富山医科薬科大学一般教育研究紀要』22号，1-31頁，1999年10月。

する医学のチャンスとリスク（1997年）』だった。そこでは、着床前診断と出生前診断の相違が指摘された。「しばしば、着床前診断は期限を早めた出生前診断と見なされている。そして倫理的にもそのように評価されている。しかしこの会議では次のことが示されている。出生前診断に対して着床前診断は別の倫理的行為の性質を示す。出生前診断は、胚を遺伝病で堕胎することの目的で実施されない。そうではなくそれは生を維持する動機をも持っている。選択的手法は、すでに出生前診断の適用の際に疑問とされ、倫理的に極めて憂慮された。人間の生の選択にだけ向けられている着床前診断の適用においてはこの手法は、さらに一段と高められている。最適な胚を選び得るために、その際意識的に胚が生産されている」[13]。

さて、着床前診断と人間の尊厳は両立可能とするクヴァンテはこれらの批判や危惧をどのように躱すのだろうか。クヴァンテは人間の尊厳のメルクマールとして、シュテパニアンスと同様に、「比較衡量不可」と「道具化の禁止」の二つをあげている。さらに、これに加えて、人間の尊厳と生存権は同一でないことを追記している。それは、シュテパニアンスが指摘していたように、「人間の尊厳がすべての基本権の基礎と源泉を成しており、つまりすべての権利の原点である故、人間の尊厳自体は権利であってはならない」ということと、「権利は絶対的ではなく他の権利と義務に相対的」ということに基づいている。人間の尊厳とは、一般に考えられているのとは異なり、生存権の同義語でも、生命の神聖性を教示するものでもないということである。したがって、クヴァンテは、人間の尊厳と人間の生命の質の評価である着床前診断は両立可能とする。すなわち、人格は自己の実存と実存に帰すことのできない価値判断の結果、自己の「生が貧しい」と合理的に判断された場合、自己を致死させるに至るとしても、それは人間の尊厳が侵害されたことにはならないということである。なぜなら、人間の尊厳は生存権と同一ではないからである。ここから、自発的安楽死の容認論も導出されることになる。さらにこれに基づいて、受精胚のように自律的判断能力を欠く場合にあっては、診断とそれに基づく胚の実存に対するQOL評価の査定の結果、その将来の「生が貧しい」としてその受精胚を致死させるに至るとしても、その判断が理性的−相互主観的である場合は、人間の尊厳が侵害されたことに

---

(13) Kirchenamt der Evangelischen Kirche und Sekretariat der Deutschen Bischofskonferenz, *Wieviel Wissen tut uns gut? Chancen und Risiken der voraussagenden Medizin Gemeinsames Wort der Deutschen Bischofskonferenz und des Rates der Evangelischen Kirche in Deutschland zur Woche für das Leben*, 1997.

はならないとしている。非自発的安楽死も容認されるということである。

　一般には、着床前診断後の胚の廃棄は、人間の尊厳に適合しないと考えられている。しかしそれに対して、クヴァンテは、着床前診断において比較衡量されるのは、人間の尊厳とQOL評価ではなくて、生存権とQOL評価であるということ、そして人間の尊厳と生存権は同一でないということを以下のように示している。「生存権が、人格の自律および個人の福祉に対して比較衡量されている。……たとえ生存権が人格の自律および個人の福祉と比較衡量されたとしても、そこには全く人間の尊厳に反するところがない」。したがって問題は、生存権を否定するかどうかでないし、QOL評価でもなくて、自律的判断かどうかとなる。そして自律的判断である要件が人格的判断ないし合理的−相互主観的判断ということである。そのことをクヴァンテは以下のように示している。「人間存在が持つ、人格を持った人間としてみずからの生を営むという本質的能力（Fähigkeit）が、人格的基準の中核をなす。この基準は、人格を持った人間が（みずからの現在・過去・未来の現存を自己自身との「同一性を確認する」という意味で）、みずからの実存とそれに帰すことのできない価値評価的関係を築くことを考慮するが、それは、その人々が人生計画を描き、行為を通じた関心の現実化を試み、あるいは、価値判断を下すことによってである。そうした個人的計画を固有の伝記として展開し、現実化させる能力は、人格的な自律に照準を合わせた人間生命の本質的部分である。」(14)

　「人格的基準は、人間の人格のそうした本質的能力を承認し、人格の自律を表す。そこで、QOLは、人間存在が（みずからの伝記として理解された）みずからの生にそうした質を帰属させる尺度として捉えられる。人格存在（Personalität）と人格個性（Persönlichkeit）とは相互承認関係を通じて構成されるゆえに人格的基準は、心の哲学において著名なクオリアのような私的なものや、ウィトゲンシュタインに究明され、未だに有名である私的言語に依拠することはない。その基準は、人格を持った他者によって理解不可能である（あるいは、少なくとも大部分が理解不可能である）ものからは構成されないのである。したがって、理性と相互主観的基準と人格的基準とは、QOL評価を補完する側面であり、それらを完全に分離することはできない。もちろん、その二つの基準を相互調整するのに不可欠なあり方が、その都度の文脈と議論の対象になっている事例とに依存するということは言うまでもない」(15)。

---

(14) M.Quante, *Ebd.*, S.34.；邦訳43頁。
(15) M.Quante, *Ebd.*, S.35.；邦訳44頁。

クヴァンテは、診断の特性と社会の価値観・世界観との対峙の下で、人格がなすこの判断を主観的基準とも言う。そして主観的基準と理性および相互主観性の基準とは相互承認的であるということを以下のように述べている。「主観的基準は主観的相対主義の変種と誤解されるべきではない。それが意味するのは、他の主体によって理解されえない私的感情のみが個人的な生の質を構成するということではない。主観的基準が考慮しようとするのは、人格は自分自身の実存に対して価値的態度をとるということである。自分の生活を自律的に送ることができる人格は自分の価値と計画に照らして自分自身の未来と一体化する（あるいはそうしない）。このような一体化の能力は、自律に基づく人間の尊厳の概念にとって本質的であり、生命の質の評価の主観的基準にとっても本質的である。このような基準は人間の生命の価値をつぎのような価値とみなす。すなわち、人間存在が人格の生活史としての自分自身の生存に帰す価値である。このような生活史は他の主体によって理解されうる（ただし、理解は受容とは区別される）。したがって、生命の質の基準は主観的相対主義の変種ではない。人格は理性的存在であるから、人格的自律に基づく人生設計や決定は他人によって批判されうる。このように、主観的基準と理性および相互主観性の基準とは相互に手を携えて進む」[16]。

　結論として、「相互主観的-理性的基準で方向づけられた生の質の査定は必ずしも人間の尊厳と両立不可能ではないという結果である。それ故にこの基礎に基づく理性的に基礎付け可能で適切な評価の場合に、一方に将来の幸福と苦悩、他方に生への権利の間でのこれを土台として企てられた比較衡量は、このような仕方で評価された人間の生がもつ人間の尊厳と必ずしも両立不可能ではない」[17]ということになる。すなわち受精胚の廃棄と人間の尊厳は両立可能ということである。

　ただし、クヴァンテはここでは、文字通り生と死が問題であるので、慎重にすることが重要だと指摘する。そしてより厳密な基準を提示する。それは「この障害ないし病気を持って現実に生きている人が、彼自身の生をこの事実に基づいて生に値しないものと評価していない（あるいはそうしないだろう）ということを理性的に追体験して理解し得るならば、われわれは胚の廃棄のための根拠としていかなる障

---

(16) M. クヴァンテ「生命の質の評価と人間の尊厳、高田純訳」（生命倫理研究資料集、2007、富山大学）150 頁；Vgl., M.Quante, Der Umgang mit dem beginnenden menschlichen Leben : in: Ludwig Siep, Michael Quante(Hrsg), *Ethische, medizintheoretische und rechtliche Probleme aus niederländischer und deutscher Perspektive*, Münster: LIT Verlag, 2003, S.146-7.

(17) M.Quante, *Ebd*., S.148.

害やいかなる病気をも受け入れるべきではない」[18]ということである。

このようにクヴァンテは、人間の尊厳とＱＯＬ評価の両立可能性を指摘している。そしてクヴァンテは人格の持つ特性（個別性・単独性）もまた相互主観的に理解可能だと考えることにより、硬直化した理性から一歩相互主体的理性へと歩み出している。たとえ人格的（主観的）なものであろうと、誰もが追体験し、理性的に納得することができると考えるからだ。ヘーゲル的に一言でいえば、「最高の共同は最高の自由である」[19]、ということである。そしてそのことが、自律的判断（合理的判断）の下での胚の廃棄ということを可能にし、生命の質の評価と人間の尊厳を両立可能とするのである。しかしこれに対して、当然キルケゴールなら反対したであろう。私が生きていないではないかと。というのも、キルケゴールやヤスパースにおいては、個別性・単独性は歴史的・一回的なもの（まさにこれこそが実存にとっての真理なのであるが）であり、他者により理解不能な例外的なものと捉えられているからだ。たとえば、聾唖である子を産む権利が問題とされた裁判ケースがある[20]。健康である生より障害のある生を持ちたいというある人格がなす主観的判断は、理性的 - 相互主観的に追体験可能だろうか。このような判断は個別的・一回的であり、追体験不可能でないのか。不可能だとしたら、このような判断は、クヴァンテにおいては非合理的な判断であり、衝動に従う判断となり、自律的判断ではないことになる。しかしキルケゴールやヤスパースにおいては、このような判断も、歴史的な一回性に基づく実存的判断であり、自律的な判断なのである。ただし、ここでは、合理的 - 相互主観的な判断に基づく胚の廃棄は人間の尊厳と両立可能な場合もあるということを確認するにとどめて、ヘーゲルとキルケゴールの個別性と普遍性をめぐる問題は別稿に譲る[21]。

クヴァンテは、着床前診断の結果に基づいて、当該胚を廃棄することは、胚の道具化とは異なるとしている。「着床前診断そのことに道具化を見ることは難しい。当該の遺伝的欠陥がある場合に胚を廃棄することは道具化と命名することはできな

---

(18) M.Quante, *Ebd.*, S.150.
(19) G.W.F.Hegel, Differenz des Fichte'schen und Schelling'schen Systems der Pilosophie, Hauptwerke (WBD) 1, S.54.
(20) N Levy, Deafness, culture, and Choice, *J Med Ethics* 2002 28:284-285 (Washington Post 2002, Mar 31)
(21) 参照；拙稿：例外的実存の三つの型――『畏れとおののき』における倫理的なものの限界をめぐって、東北哲学会年報２号、１−15、1986年。

い。生命終結は道具化ではない」。次にそのことを考察する。

2）道具化——自律の二つの意味　自律と自律

　そこで次に問題にするのが道具化の問題である。人間の尊厳の担い手である胚を着床前診断は道具化していないかということである。これに対してクヴァンテは以下のように答えている。

　「着床前診断それ自体の中に、道具化を見出すのは難しい。遺伝的欠陥が見つかった場合には胚が終結されるとしても、それを道具化と呼ぶべきではない。終結は道具化ではないからである。そのような、胚の終結を道具化と見なす考え方が——少なくとも一見したところでは——納得のいく主張になるのは、そうした処分を受ける胚が研究のために提供されることを前提した場合である。だが、いま問題になっているのは、この点ではない。さしあたり、着床前診断それ自体は、終結された胚のさらなる利用をめぐる問題から区別して考えるべきなのである。とはいえ、たとえ着床前診断を行う前提であっても、遺伝的欠陥という理由ではなくて廃棄される胚（＝生が貧しいという理由）は、必ず母体への移植を目的として作成されていなければならない」。

　この引用した文章の最後は、クヴァンテが住むドイツの特殊事情を考慮に入れなければならない。ドイツでは、胚は、『胚保護法』により誕生のために作成されなければならないからである。従って、すべての胚が着床を目的として作成されていなければならないのであり、余剰胚はドイツ国内には存在しないという事情である。そしてその上で、クヴァンテは、かかる胚の「生が貧しい」と判断し、それに基づいて胚を終結させることは、人間の尊厳の担い手である胚を道具化することではないという。果たしてクヴァンテのこの理論（診断は道具化でない、生命を終結させることは道具化でない→着床前診断は道具化でない、という理論）は、一般的に（ドイツの特殊事情を無視しても）、成り立つのだろうか、ということが問われなければならないことになる。

　先のシュテパニアンスの人間の尊厳に関する引用文章で確認しておいたように、自

---

(22) M.Quante, *Menschenwürde und personale Autonomie*, S.54.；邦訳70頁。
(23) M.Quante, *Ebd.*, S.54；邦訳70-1頁。この文章「遺伝的欠陥で廃棄される」の誤りでないか。
(24) 昨年日本で起きた事件を思い起こそう。「障害者は不幸を作り出すだけである」という大前提があり、彼は障害者であるという小前提、そして抹殺する、という推論である。ナチスドイツのT4計画も同じ推論である。この判断は合理的－相互主観的判断ではないのだろうか？障害者の生の査定、健常者の障害者に対する好意的でない価値観、世界観、そのなかで「生は貧しい」という判断は導出可能ではないのか。ただし、障害者が生を自ら望んでいるかどうかが不明であるという非自発的安楽死のケースである。

律には二つの意味がある。「自律への能力は個人の人間を、原則的に自分自身の衝動のみならず他人の意志と目的からも自由にする」。ここから自律の二つの意味が導出される。一つは、衝動から自由であるという意味での自律であり、もう一つは、他人の意志と目的から自由であるという意味での自律である。クヴァンテの主張する相互に手を携えて進む人格的判断と理性的 - 相互主観的判断とは、前者の自律のことである。しかし、シュテパニアンスが指摘していたもう一つの自律、他人の意志と目的からの自由である当事者性をクヴァンテは考慮しているのかが問われることになる。

　結局、クヴァンテは胚に潜在性を認めながらも、「いかなる人間の胚も自律的人格ではないのであるから、われわれが依拠できるのは合理性と相互主観性の標準のみである。このことはつぎのことを意味する。移植されないものとして選択する胚が、その生命が貧しいであろうという理由で、生きつづけないことに（合理的に）同意するとすれば、この胚を移植しないことは正当化される」と言う。反対に「生命が貧しくない」ということが追体験されるならば、胚は廃棄されないということである。

　着床前診断の際には、いまだ胚は自律的な主体ではないから、当事者の自律的判断はない。だから胚においては、生存権とQOL評価は理性的−相互主観的に比較衡量可能で、QOLが低いなら、生存権を放棄する判断も自律的判断を損ねたことにならない。だから、着床前診断と人間の尊厳は両立可能であるとクヴァンテは主張している。

　これに対して、たとえばローズは、胚はまだ自律的主体ではないので自律的判断ができないからといって、理性的 - 相互主観的判断に従うことは、胚の当事者性を失うことにならないか、として、ハーバーマスの主張を引き合いに出している。「ハーバーマスは、着床前遺伝子診断による人間の遺伝子の操作や、そうした徴候をもった技術は、〔自然な〕成長と〔人為的な生の〕制作、あるいは機会と選択のあいだの根本的な道徳的区別をすっかり変えてしまうだろうととらえている。そうすると、生まれてくる子供の「前人間的な生」を手段として利用してしまうことになり、自らを生の完全な当事者と考える余地が失われることで、遺伝子改造された人間の倫理的な自由が抑制されてしまう」。ローズによると、ハーバーマスは着床前診断を譲って認めているが、遺伝子改変された胚が成長して大人となった折に、当事者として、失われた自由を問題とすることができるのであれば、やはり、着床前診断で

---

(25) M. クヴァンテ、髙田純訳、上掲書、152頁。Vgl., M.Quante, Ebd., S.
(26) Nikolas Rose, *op.cit.*, p78; 檜垣立哉監訳『生そのものの政治学』法政大学出版局、2014年、153頁。（ただし、引用は邦訳通りではない）。

廃棄された胚は、存在して大人になれないにせよ、当事者である自由が抑制されたということができるとしている。

　また、たとえ理性的−相互主観的判断と同じ結論が引き出されたとしても、他人が決定し、自分がその決定に参加できなかったことは、自由の抑制であると言わざるをえない。その自由が現実的に人間であるものには認められて、まだ潜在的に人間である胚には認められないということは、胚には当事者性がないということにならざるをえない。ハーバーマスは次のように言う。「そのようになれば、優生学的改良処置の結果として、そのつど「外部からの」、しかも遺伝的に固定化された目標が当該の人格をプログラム化し、奪ってしまうことになる(27)」。「そうなっても我々は、自分のことを自分の人生の分割不可能な著者であると考えうる人格であり、ほかのすべての人間を一切の例外なく同等な人間とみて対応しうる人格であると理解することができるのであろうか?(28)」「他者のために、生きるに値する生と生きるに値しない生とを区別するという状況は、やはりどことなく不安な気にさせる。……人間の生活のあるあり方が障害を持っていると勝手に決めるときに、その評価の仕方をいかに厳しく制限したとしても、そうしたことになれてしまうことが持つ問題的な効果を、そして差別を生み出す副次的な影響を指摘することで、反対の論拠として十分に強い論拠となるのである(29)」。

　もしこのような当事者の自律的自由を認めないとするなら、やはりクヴァンテは内在的特性としての能力主義に立脚していると言わざるを得ないことになる。事実クヴァンテ自身次のように言う箇所がある。「人間の尊厳の基礎を社会的承認関係及び相互承認関係の中で人格的な人生を生きる能力 (Fähigkeit) にもとめる(31)」。この文章は、胚が人間の基礎となる能力を持たないから人間の尊厳を欠いているということを意味することにならないのだろうか。そうだとすれば、クヴァンテも内包的戦略ではなくて、外延的戦略をとっていたと言える(32)。

　それともこの自律の能力も生存権と同様に、人間の尊厳と同一でないとクヴァンテは主張するのだろうか。しかし、先に挙げたデューリッヒは「これによると、人

---

(27) Jurgen Habermas, *Die Zukunft der Menschlichen Natur*, Suhrkamp,2001, S.123；三島憲一訳『人間の将来とバイオエシックス』法政大学出版局、2004、121 頁。
(28) *Ebd.*,S.124; 邦訳 122 頁。
(29) *Ebd.*,S.119; 邦訳 116 頁。
(30) 第 2 章 36 頁参照。
(31) M.Quante, *Ebd.*, S.58；邦訳 75 頁。
(32) クヴァンテの「非自発的安楽死は容認されるか」という問題も、結局同じ地平のうちにあると言える。

間を自律的な主体としてではなく、客体、「もの」として扱ったり、同意していない他律的な目的への手段として利用したりするたびに、人間の尊厳が侵害される」と述べていたのではないのか。もしそうだとすると、自律の侵害は、人間の尊厳の侵害となるのではないのか。

　デューリッヒに従えば、「自律的な主体」として取り扱わないことが、「もの」、客体として取り扱うことだということである。本能や衝動に逆らって、理性に従い決断することだけが自律的な自由という意味ではない。自律には形式面と実質面の二つがあるということである。本能や衝動に逆らって理性が決断すること（実質的自律）と「自律的な主体」として取り扱うこと（形式的自律）である。そしてクヴァンテの自律は、実質面だけしか捉えていないと批判することができる。

3）人間の尊厳を侵害するもの

　クヴァンテは、人間の尊厳を侵害するのは、障害があるなどの胚の特性でも、「貧しい生を送る」という判断でもなくて、「ある社会やある人格的価値観、世界観」であると言う。「障害児の両親には援助が与えられ、障害児の方は社会がしっかり力を合わせて面倒を見る、そうした連帯社会では、以上のような熟慮のプロセスを経て、倫理的観点から、たいていの障害については人間の生命に有利な結論が得られるだろう。もしこの熟慮が障害者の生に不利な結果をもたらすならば、そのときに障害者の人間の尊厳を侵害するものは着床前診断ではない。そうではなくて、連帯を失ってしまったわれわれの社会と、多くの健常者が抱く人格的価値観及び世界観なのである」[33]。着床前診断ではなくて、連帯を失ってしまった我々の社会と、多くの健常者が抱く人格的価値観及び世界観こそが、障害者の人間の尊厳を侵害するというのである。そして主体的判断はそれら価値観からも独立になされるというのである。

　クヴァンテは、以上のように、人格の判断は、診断された特性や社会の価値観・世界観から独立であるとしている。着床前診断も出生前診断と同様価値中立的であるとしている。しかし、着床前診断の場合は、診断に先立って、価値判断が先回りしてなされているのであり、しかも剥き出しの生そのもの、身体の倫理、価値が、客観的にも主観的にも支配している。したがって、着床前診断は価値中立的ではなく、このような価値観・世界観が生み出したものなのではないだろうか。

---

(33) M.Quante, *Ebd.*, S.61.；邦訳 79-80 頁。

まず第一に、着床前診断が特定の価値観・世界観の下で作り出された検査であるということ、そして第二に、判断する主体が、この特定の価値観・世界観によって支配されていることを示そう。「生-政治」と「身体の倫理」、そして両者のドッキングという事態である。着床前診断はこの「生-政治」と「身体の倫理」の中に組み入れられた技術なのである。たとえば、ローズは着床前診断の技術について以下のように述べている。「着床前診断やクローニングとは、ゲノム学と生殖技術とを結びつけた技術であり、要求で組み立てられた質や能力を備えた操作された人々の世界を作り出した」。「着床前診断におけるヒトゲノムの操作と、それが予示するテクノロジーは、成長したものと作られたものの間、好機と選択の間の道徳的に根本的な相違を変えるだろう。そうすることにおいて、彼らは将来の子どもの前-人格的生命と称するものを道具化するだろう」。診断において意図的操作を行うために、着床前診断は利用されるということである。その操作を行うのは、かつてのナチ・ドイツのように国家・社会であるかもしれないし、健康な子がほしいという両親であるかもしれない。いや国家や社会や個人を操って、それらを利用して自らの最適さを求める「生」、「身体」であるかもしれない。

　ハンス・ヨナスも以下のように、現代の生命技術がもはや価値中立的でないと主張している。「ホモ・ファーベルは、みずからの技術を自分自身に振り向ける」「人間は自己自身の進化を手中にしようとしている。種をその完全性において単に維持するだけではなくて、種を自己の設計図にしたがって改善し改良するという目標をもって。我々がその権利を持つかどうか、我々がこの創造的な役割に適しているかどうかは、人間に立てられうる最も真面目な問いである。誰が「像」の製作者であろうか。どんな手本にしたがって、どんな知に基づいて将来の人間存在に関する実験をすることの道徳的権利への問いがここに立てられる」。「望み通りの、先ず第一に生物学的に欠点のない子供を得たいという権利が主張される。このような親の願望は主観的には理解されなくもないが、自然権そのものについて語られることはありえない。例えばその都度の欠陥にしたがって選択的中絶という選択権を伴う出生前診断、遺伝子における直接の修正あるいは全くの新しい獲得のような固有の技術がそれに奉

---

(34) Nikolas Rose, *op.cit.*, p.1.；邦訳 9 頁。
(35) Nikolas Rose, *op.cit.*, p.78.；邦訳 153 頁。
(36) Hans Jonas, *Das Prinzip Verantwortung*, Suhrkamp, 1979, S.47；加藤尚武監訳『責任という原理』東信堂、2000 年、32 頁。
(37) Hans Jonas, *Ebd.*, S.52f.；邦訳 37 頁。

仕し得るのであるが。そして諸々の可能性の供給は倫理的洞察の究極の源泉を必要とする立法措置へ駆り立てる。従って、問題は生殖技術の利用から、生殖技術そのものの開発が問われることになる」[38]。「防御から改良的戦略への同じように気づかれない移行が流行しだしている出生前診断においても可能である。それは、同苦の予防優性学の領域において生じる。その精神において堕胎は原則的に肯定される」[39]。

先に挙げたハーバーマスは、出生前診断と着床前診断の相違について以下のように具体的に記している。「着床前診断によって、遺伝子的に問題のある体外幹細胞を「廃棄」して、場合によっては必要となる妊娠中絶をしないで済むように先回りすることが可能となるが、そうした着床前診断を利用することと、重要な要件があったときの妊娠中絶とはまるで異なる。望まない妊娠を拒否する場合には女性の自己決定権と、胚の保護の必要性とが法的に衝突する。それに対して、着床前診断の場合には、出生前の存在の生命の保護が、両親の利益考量とぶつかり合うわけである。つまり、子供は欲しいが、もしも胚が健康に関する特定の基準を満たしていない場合は、着床を放棄するとする両親の考量との葛藤となる。こうした葛藤に両親は予期せず突如として巻き込まれるわけではない。彼らは、胚の遺伝子検査をしてもらうことにしたことで、こうした衝突をはじめから覚悟してもいるのであるから」[40]。つまり、着床前診断は、両親の選択の覚悟のもとに行われているというのである。このような事例の着床前診断としては、もちろんドイツ（日本でも）では認められていないが、アメリカやイギリスで行われた、救世主兄弟（兄弟の命を救うために、同じ遺伝子の型を持つ受精卵を選別して着床させ、生れてくる兄弟のこと）の事例を思い浮かべると考えやすいだろう。

このように着床前診断の技術は、出生前診断とは異なり、価値中立的な技術として使用されるのではない。むしろ技術が生をコントロールしているのである。ローズは次のように言う。「これらはもはや単なる医療技術や健康の技術ではない。それらは、生の技術である」[41]。「それはむしろ、生きている被造物としての人間の生命

---

(38) Hans Jonas, Rechte, Recht und Ethik: Wie erwidern sie auf das Angebot neuerster Fortpflanzungstechniken?, in: *Philosophische Untersuchungen und metaphysische Vermutungen,* Insel,1992,S.164
(39) Hans Jonas, Laßt uns einen Menschen klonieren: Von der Eugenik zur Gentechnologie, in: *Technik, Medizin und Ethik*, Insel, 1987, S.170.
(40) Jurgen Habermas, *Ebd.*, S.57-8.；邦訳、54 頁。
(41) Nikolas Rose, *op.cit.*, p.17.；邦訳 36 頁。

の潜在力をコントロールし、管理し、設計し、つくりなおし、調節することの可能性にこそかかわるのである。それこそが、私が示唆する生そのものの政治なのである」[42]。しかもこの生とは、ビオスではなくて、ゾーエー、剝き出しの身体なのである。「良き生——ビオス——についての問いは、本質的にわれわれの動物的生——ゾーエーの生体プロセスの問題にもなったということである」[43]。

それではゲノム時代を支配する価値観・世界観とは何であろうか。ローズは、「生-資本主義」と「身体の倫理」であると言う。しかもこの両者がドッキングしてともに歩んでいると言う。

II 「身体の倫理」と「生資本主義の精神」

1）「最適の生の技術」としての着床前診断

着床前診断は出生前診断とは、診断であるという点では同じだけれども、質的に異なる。確かに出生前診断の場合は、クヴァンテが主張する通り、その「生が貧しい」と診断される胎児は、たとえ中絶に至るとしても、その判断が合理的で相互主観的に追体験可能ならば、道具化されていないと言えるだろう[44]。しかし着床前診断も同じように理解することができるだろうか。否である。それは以下のように考えられるからだ。

そもそもわざわざ体外受精の技術を用いて着床前診断を行うのはなぜだろうか。それは、第一に中絶のリスクが避けられるということで、女性に負担が少ないということである。しかしそれだけであろうか。それだけで、わざわざ自然妊娠ができるのに、体外受精というそれ自体において侵襲的技術を使用するのだろうか。そうでなくて、ハーバーマスも指摘しているとおり、中絶を避けることができるだけでなくて、妊娠に先回りして胚を調べることができるということ、しかも一度に大量の胚を調べることができること、そこに着床前診断の利点があるからだ。確かに、自然妊娠のごとく、一回ごとに精子と卵子を受精させ胚を作成し、それを調べてから、着床あるいは廃棄の判断をしていたなら、それは出生前診断と同じと言えるだろう。しかし着床前診断の利点は一度に大量の胚を作成し、それを同時に検査し、

---

[42] Nikolas Rose, *op.cit.*, p.3.；邦訳 12-3 頁。
[43] Nikolas Rose, *op.cit.*, p.83.；邦訳 162 頁。
[44] ドイツは中絶する場合に相談が義務づけられている（刑法 218 条）ので、まさに理性的-相互主観的判断と言えるだろう。

そこから最適なものを選別することにある。とするなら、着床前診断は、出生前診断と異なり、診断そのものだけでなく、診断に基づいて着床あるいは廃棄するという選別が目的として付加されていると言える。すなわち「産む」ためだけでなくて、「産むための最適の受精卵の選別」である。「生の最適化」が目的にあるということである。だから先回りして「生の最適な基準」が設定されているということである。出生前診断のように「診断→価値判断」という順番ではなく、「価値判断→診断」である。だからある価値ないし価値観が診断に先行しているのであり、その基準で測定され、選別されるということであり、それは、受精卵が、言い換えるなら、生まれてくる「前−人間的な生」が、ある「篩」にかけられていること、しかも当事者である当該受精卵（胚）には当事者性がないということ、結局、受精胚が他者の目的のための「もの」として、手段化されていることなのである。

　そもそもなぜ先回りしてこの新しい技術が用いられるのだろうか。ハーバーマスは、「出生前の存在の生命の保護が、両親の利益衡量とぶつかり合う」ということをあげていた。そしてこの場合、両親の利益衡量が胚の保護に優先した結果、着床前診断が行われるのである。だから胚は両親により道具化されていると言える。両親の利益が優先され、胚はそのための手段とされることになるからだ。なぜ両親の利益衡量は、障害のある子の保護を選ぶ判断をしなかったのか。それは、人間の生が資本と見なされているからだ。生が、その生を生産するために必要とされるよりもそれ以上の価値（「剰余価値」）を生み出すことができる資本とみなされているからだ。そしてこのような生−資本主義という価値観、世界観の下で、作成された胚が「生に貧しい」ゆえに「不良な生」と判断されたからである。このように現代の支配的な世界観・価値観とは、生の生み出す利ざやを求める生−資本主義、生−経済なのである。結局、両親の利益衡量に先回りしていたのは、現代社会において健常とされる人々の価値観、世界観なのである。「健全な家族、健全な子供」というあのナチスの掲げたスローガンのもとで、障害者が「尊厳なき目的、非生産的目的、もの (Ding)、生きるに値しないもの、空っぽの人間容器、欠陥人間、真正な人間の反対像、精神的に死せるもの、社会共同に反するもの、国家財政の負担」と烙印を押されたように、疾病の原因遺伝子の特定はそ

---

(45) マルクスの Mehrwert（K.Marx, Das Kapitel, Bd.1,S.228.）．Vgl.N.Rose, Was ist Leben? – Versuch einer Wiederbelebung, Martin G. Weiß, Bios und Zoë, Suhrkamp,2009, S.169.

(46) K.Binding, A.Hoffe, *Die Freigabe der Vernichtung lebensunwerten Lebens*, Felig Meinerin, 1920; 邦訳『生きるに値しない命を終わらせる行為の解禁。その方式と形式』（カール・ビンディング、アルフレート・ホッフェ著、森下直貴・佐野誠訳、窓社、2001 年）

のような遺伝子を備えた胚に「病気」という烙印を押すのである。
　それでは、受精卵は何を基準として選別されるのだろうか。分子生物学、ゲノム医学の登場である。着床前診断は、体外受精の技術とゲノム解析技術が結びついて生まれた技術なのである。「われわれの身体性は、今や分子的なレベルで、われわれの判断の、そしてわれわれが自分自身を改善するための技術の標的である」。「こうした分子的思考スタイルでは、病気はますます特定の染色体の個々の位置における DNA 塩基対の配列という観点から可視化される。たとえば、前頭側頭認知症やパーキンソン病がひき起こすある疾患は、FTDP 117 として知られている。というのも、これは第 17 染色体の特定の部位にみられるいくつかの変異と関係があるからである。ある種の乳がんの罹患性の高まりは、第 13 染色体の BRCA 1 と BRCA 2 として知られる変異にむすびつけられている。……身体が、分子的な眼差しの対象となるにつれて、病気への罹患性は分子化され、遺伝学的リスクは分子の問題となるのである」。
　このように人の全遺伝情報を対象とするゲノム医学の登場は、医学革命、医学におけるパラダイムの変化を引き起こした。これまで健康とは苦痛等を引き起こす疾病のない状態だったが、現在、健康とは疾病以前の、遺伝子の配列異常の有無に関わる問題となった。病気は患者の苦痛として、癒やすべき対象として捉えられていたが、遺伝子の異常の有無は、「前‐疾病」、すなわち「不良な生」として認定されるということである。それは、改良か廃棄かの道へと通じているのである。「リスク、罹患性、分別、洞察力の世界において、われわれは新たな実践や新たなスタイルに直面しているのであって、そこでは生物学的な──遺伝学的、神経学的な──リスクの特定が、病気の個人や病気になる可能性のある個人を強制的な治療と抑制の回路に、あるいは排除の回路へとスイッチを切り変えるのである。そして、卵子、精子、胎児の場合、このような診断は、可能的な生の道から生命を持たない領域への不可逆的な転換へといたるかもしれない」。
　以上述べてきたように、先行しているのは、ある種の価値観、世界観であり、イデオロギーである。「功利主義」「資本主義」「優生主義」である。しかもこの価値判断が「社会の価値判断」であるだけでなく、個人の「価値判断」にもなっている。すなわち個人がなす自己の身体の維持・発展を良いとする価値判断であり、これが生

---

(47) Nikolas Rose, *op. cit.*, p.26.；邦訳 50‐1 頁。
(48) Nikolas Rose, *op. cit.*, p.108.；邦訳 208‐9 頁。
(49) Nikolas Rose, *op. cit.*, p.253.；邦訳 474 頁。

を産業とする「生-資本主義」とドッキングしているのである⁽⁵⁰⁾。この過程を、ローズは巧みに「剥き出しの生」、すなわち「生命経済」「身体の政治」「生命政治」という語句を使用して描き出している。さらに、ローズは「マックス・ウェーバーがプロテスタンティズムの倫理と初期の資本主義の精神の間に選択的親和関係を見つけたように、現代の身体の倫理と生資本主義の精神の間に選択的親和関係がある」⁽⁵¹⁾と言う。以下、このローズの見解を跡づけてみよう。

　ローズは、その主著を以下のように始める。「20世紀の終わりに多くの人々は、「われわれは」「生命技術の世紀」、まだ混乱させはするがすばらしい新しい医学の可能性の時代に入ったと確信した。ヒトゲノムの配列が遺伝子操作の時代をあたらしく開くだろうと信じた人も幾人かいる。——すばらしいが、おそらく恐怖でいっぱいの結果を伴って。ゲノム学を着床前診断やクローニングのような生殖技術における展開とつなげて、要求で組み立てられた質や能力を備えた操作された人々の世界を思い描いた人もいる。また、精神薬理学の新しい時代は思いのままに、気分、感情、欲求、知性をデザインすることを可能にするだろうと信じた人びともいる。死ぬ運命の克服を、人間が彼らのライフスパンを無期限に広げる世界を夢みた人々もいる。引用された生物医学技術の多くのものはすでに一般的である。遺伝子技術、生殖技術、臓器移植、有機体の遺伝子の修正、プロザックのような新しい世代の精神薬。ほかのものは、「すぐそこに」あるといわれている。遺伝子工学、異種移植、各人の遺伝子型でテーラーされたパーソナルメディシン、そして臓器の製造や再生、あるいはいかなる種類の細胞にも分化しうる幹細胞を使用することである」⁽⁵²⁾。

　ローズは現代のバイオポリティックスはこれまでのものとは異なるとして、その新規さを以下のように述べている。「現代の生命力の政治はむしろ異なる様相を示している。病気と健康の両極によって限界づけられていないし、国の運命を守るために、異常を除去することに焦点を合わせていない。むしろ、この政治は、生命の被造物としての人間の生命能力そのものをコントロールし、管理し、操作し、立て直し、調整するという増大するわれわれの能力と関わっている。それは剥き出しの

---

(50) この動きはたとえば、NIPT に見ることができる。もっと広くは、母体保護法の経済的条項を利用しての妊娠中絶に見ることができる。胎児条項がない日本で、経済的条項を利用して中絶が行われるという事実である。参照、資料3。
(51) Nikolas Rose, *op.cit.*, p.8, 258.；邦訳 21、481 頁。
(52) Nikolas Rose, *op.cit.*, p.1.；邦訳 9 頁。

生の政治であると、私は思う」。すなわち、現代のバイオポリティックスは、「誰を生かしたままにしておくか、誰を死ぬに任せるか」という受動的生の管理から、「誰を生かさせるか、死の中へ廃棄するか」という積極的・能動的に生をコントロールする権力へ変遷したということである。まずこのように生-権力が変遷したのはどうしてかを考察する。しかし、この生-権力、生-政治がいかに「身体の倫理」とドッキングするのだろうか。そのことをつぎに考察する。それはフーコーやアガンベンが指摘していたこと、「政治的技術（国家が個人の自然的な生への配慮を引き受けて国家のうちへと統合する）と主体化（個人が自分を自分の同一性と意識に結びつけ、また自分を外的な制御の権力に結びつける）」のことである。

2）システム生物学の登場と罹患性

ローズは、この新しい生-権力の道具として医療技術をとり上げ、「現代の医療技術は、病気を治療することを求めないで、身体と精神の生命の過程をコントロールすることを求める」と指摘している。そしてそれを説明するために、21世紀の「生-政治」を分析し、重要な変化が同定される5つの観点、分子化、最適化（optimization）、主体化、専門的技術、生-経済（生資本）をとりあげ論じている。以下ローズの考察を概略していく。

第1に、1990年代に始まり、2003年に解読の終了宣言が出されたヒトゲノム解析計画に現れているように、生命を分子レベルで観察する「分子化」が生物学において進展したことである。19世紀に誕生した生物学は「深さ」の生物学だった。背後におかれて閉鎖的な生命システムの機能化を決定している基本的有機的法則を発見することが試みられた。しかし現代においては、オープンサーキットの「水平」のフィールドで作用するシステム生物学（バイオインフォマティクスのような）が登場した。「過去の50年以上、この深い空間は平らにすること、身体あるいは脳の上に人格や人格の病気を直接に配置することに取って代わられることが、倫理的仕事の原理上の標的になった」。ヒトのゲノム配列は現在では1週間で解読されるようになった。

---

(53) Nikolas Rose, *op.cit.*, p.3.；邦訳12-3頁。
(54) 参照。アガンベン『ホモサケル』（高桑和己訳、以文社、2003）、12頁。
(55) Nikolas Rose, *op.cit.*, p.16.；邦訳34頁。
(56) Nikolas Rose, *op.cit.*, p.26.；邦訳50頁。

第2に、現代の生命技術はもはや、健康と病気の両極によっては規制されず、治療行為の多くは、最上の可能な未来を手に入れるために、現在において行為することを求めるという最適化（コンピューター用語）が指摘されている。たとえば、女優アンジェリーナ・ジョリーは乳がんになるリスクが高いが、乳がんではなかった。それにもかかわらず、彼女は遺伝子診断を受け、リスクが高いとわかると、予防のために両乳腺や子宮を切除した。すでにそれ以前に、イギリスで、祖母も母も自分も乳がんに罹患した女性が受精卵の着床前診断を受けて、リスク遺伝子のない子を産んだというニュースがあった。ローズはこの最適化を示すのが罹患性（susceptibility）という、正常、病理の間の第3のタームであると、指摘している。

　「健康」と「病気」を区別する基準について、カンギレム（Canguilhem）は、ルリッシュ（Rene Leriche）の言葉をあげて説明している。「ルリッシュは言う。「健康とは、臓器の沈黙の中での生活である。」逆に、「疾病は、彼らの正常な生活と仕事の過程において人を妨げるものである。そしてとりわけ、彼らを苦しませるものである」と。[57] この観点によると、疾病は苦痛の状態であり、人間の事柄である。したがってカンギレムにとり、「正常（normal）と病理的（pathological）の間」の転移の判断者は個人である。そこから苦痛を感じるのは彼だからである」となる。ところが、ゲノム医学は、特定の病気として現れるまで、生命の規範性（normativity）がそのような兆候のない前疾病を無視してきたのに対し、この無視を覆し、この隠された未来の困難の種を診断と治療の希望の中心にすえた。

　隠された罹患性というこの観念に先だって、すでに17世紀初期に「体質 predisposition」という非常に似た言葉が使用されていた。人をある病にかかりやすくする身体的状態のことである。「不規則な心臓の鼓動、一つの基礎の代理であるものは何か？　もしその障害が沈黙して潜んでいるなら、人は疾病であるのか。もしそれが個人の意識の外に現れるなら、人は病気であるのか？　おそらくこの定義上の存在論的問いは、誤った問いである。それにかえて、以下のように問うのがよい。いかに、罹患性が医学上の注意を呼び起こす何かであるということが起こるのかと。カンギレムのヒューマニズムに反して、医師と遺伝カウンセラー、そして遺伝研究者と生命バンカーは、権利を獲得したのか？　実存的に健康に見える個人の権利に対して、潜在的疾病の状態を定義し、診断すること、あるいは、予備疾病（protodisease）の状態

---

(57) Nikolas Rose, *op.cit.*, p.85.；邦訳164頁．Cf. ジョルジュ・カンギレム『正常と病理』、滝沢武久訳、法政大学出版局、1987、70頁．

を定義し、診断することの権利。そしてそうすることにおいて、人を予備-患者 (pre-patient) にすることの権利を獲得した、ということはいかにしてそうなったのか」[58]。

　もちろん、体質の論文は、個体の有機体の中にとどまった傾向と取り組んだ。——かかりやすい人。19世紀から、体質は血統のなかに置かれた。そして世代からつぎの世代への遺伝的体質の中へ導かれた。人は体質を相続する。確かに、体質、性癖、存在する原因の配列は、再整理された。しかし根本的には変わらなかった。ところが、システム生物学と罹患性の概念は、これを変えた。そしてローズは、「医学の生命技術が生命の増強と改造の目標を追求するために治療の領域を超えて今動いている四つの領域、a) よりよい子供、——出生前診断、胚選別、胚の遺伝子工学、特に ADHD への関係において薬で行動修正、b) スポーツにおける優秀な成績、c) 永遠の体、——健康な人間のライフスパンを増大するためにもくろまれた技術の全範囲、d) 幸福な魂-記憶の修正」[59]をあげて、この最適化を検証している。こうして「健康は、自己や他人にとって、生きた身体の生命力や潜在性を最大にすることの命法として理解されて、現代の倫理レジームの鍵要素になった」[60]。

3）身体の倫理と生資本主義の精神のドッキング

　それでは罹患性の登場により、「身体の倫理」と「生資本主義」とが結びつくのはどうしてだろうか。「明白な病気においてそれが現れるまで、生命の規範性は、そのような兆候のない前疾病を無視するように見える。しかしゲノム医学はこの無視を覆し、この隠された未来の困難の種を診断と治療の希望の中心にする」[61]。すでに指摘したように、罹患性に先駆けて「体質」という「ひとをある病にかかりやすくする」という意味の言葉があった。そしてローズは、「よく知られているように、ここでの最初の動きは疫学的であった」とし、以下のように続けている。「いくつかの病気の見込みに関して計算に基づくリスク率が、人種、年齢、体重などの人口統計、あるいは家系図により構成されたある種のグループにおける人々に対して使用された。さらに喫煙のようなライフスタイルの要因を付加されて。そのようなリスクに基づいた同定あるいは個人の治療が増加した。そしてますます精巧にされた検査、

---

(58) Nikolas Rose, *op.cit.*, p.85.；邦訳 165 頁。
(59) Nikolas Rose, *op.cit.*, p.77.；邦訳 152 頁。
(60) Nikolas Rose, *op.cit.*, p.23.；邦訳 45 頁。
(61) Nikolas Rose, *op.cit.*, p.84.；邦訳 164 頁。

選別、超音波検査により、促進された」。

「これらの先-疾病は、薬産業により例外的に成果の多い搾取の対象になった。たとえば、二つの脂質を低減する薬は、2003年に合衆国のトップセラーの一つだった。高脂質レベル、高血圧同様のものは、それ自体疾病ではない、ということを記録しておこう。ここで医師と薬により取り扱われたものは、疾病でなくて、ほとんど無限に広がりうるリスクの領域である。公衆医学は長い間疾病の予防、健康増進の方略に従事した。個別性にあわされた薬物治療、あるいはリスクの『治療』の名目での身体過程への早めの長期の治療行為は、21世紀の生命政治の中心的次元であるようになった」。

しかし罹患性が約束するものは、ゲノム学の時代において、リスクアセスメント、危機管理以上である。すなわち、年齢、体重、食事のような要因の間の相関関係に基づいた治療処置以上である。個人のゲノムにおけるDNAのシークエンスの中での変異は、人を特定の疾病、あるいは障害の展開の原因となる変異を引き起こす可能性がある。「ヒトゲノム計画は、現代生物学・医学において二つのパラダイム変化を引き起こした。システム生物学と、予測的、予防的、パーソナル医療である。ヒトゲノム計画は、われわれの各々をお互いから区別する大規模なヒトゲノム可変性（遺伝的多型性）を入手した。平均して、1000文字に1文字お互いにことなっている。これらの変異の多くは、外見や行動でどんな影響も持たない。しかしそのうちのいくつか……さらにそのうちのいくつかによって、がん、心臓病、神経疾患、あるいは代謝疾患という病気になりやすくなっている。……これは予言的な医学である。治療や予防できずに予測することは医学においては、タブーである」。「これが無責任を承知の上で持ちこたえている世界である」。

「かくしてここで、罹患性のフィールドにおいて、人は新しく主体化が形成されるのを観察することができる。フーコーの言葉を使用すると、その「倫理的実体」は身体である、そしてその目的は健康な生を引き延ばすことである、新しい技術を観察することができる。かくして人は新しい生物社会共同体をみることができる。これらの身体の同一性のまわりに集まる。――金、研究資金を集める両親や家族、ロビー活動する政治家。しかし主体化は別の形式をとりうる」。以上のように、現

---

(62) Nikolas Rose, *op.cit.*, p.86.; 邦訳 167 頁。
(63) Nikolas Rose, *op.cit.*, p.86-7.; 邦訳 167 頁。
(64) Nikolas Rose, *op.cit.*, p.87.; 邦訳 168-9 頁。
(65) Nikolas Rose, *op.cit.*, p.94.; 邦訳 179 頁。
(66) Nikolas Rose, *op.cit.*, p.95.; 邦訳 180-1 頁。

代のゲノム時代の人格的価値観・世界観、それは剥き出しの身体的価値観であるが、罹患性（原因遺伝子を持つこと）、つまり DNA 変異があるだけで、病人、先-病人にされてしまうのであり、「貧しい生を営む」という烙印を押され、廃棄へと回路をスイッチされるのである。「われわれは、人間的主体を、たんなる遺伝的補完物の表現型へと必然的に還元してしまう、アイデンティティの全面的な遺伝学化を目撃していると多くの論者が指摘してきた」[67]。

「診断検査をはじめる以前の特定の病状の進行と関連した遺伝子プロフィールと、特定の個人とを同一視しうると、医者がしだいに考えるようになっていることである。この同一視は正確であり、遺伝子スクリーニングによって遺伝子のヴァリアントや多型性を特定することが可能である」[68]。

ローズは、第3に主体化を指摘している。それは「生物学的市民 biological citizenship」の新しい観念が具体化し、人間が「身体的個人 somatic individuals」として自分自身に関係する道を立て直すことである。ローズは言う。「これは、私が「身体の倫理 somatic ethics」と定義するものの出現にリンクしている。──道徳的原理の意味でなくて、むしろ生命──身体的実存に中心的場所を与える──の価値としての倫理」[69]、むしろ特定の生の行為の価値関わる倫理学である。これは、「ライフスタイル、潜在的健康、生命の質の最大化がほとんど義務となった倫理である」[70]。「自分と他人のために生きている身体の生命力と潜在性を最大にすることの命法として理解され、健康は現代の倫理レジームの中で鍵の要素となった」[71]。「われわれの身体性は、今や分子的なレベルで、われわれの判断の、そしてわれわれが自分自身を改善するための技術の標的である」[72]。そして第4に、身体の専門的技術の出現について指摘している。「これらの展開は、人間の行為を管理する新しい道を引き起こしている。そしておそらくもっとも注目に値するのは「bioethics」の新しい専門家──これらの活動を評価し、決定する能力が自分にあるという──の出現だった」[73]。第5は、生命力の経済で、「生価値を求めることによって元気づけられて、真理と資本化の間に新し

---

(67) Nikolas Rose, *op.cit*., p.109.; 邦訳 210 頁。
(68) Nikolas Rose, *op.cit*., p.106-7.; 邦訳 206 頁。
(69) Nikolas Rose, *op.cit*., p.6.; 邦訳 17 頁。
(70) Nikolas Rose, *op.cit*., p.25.; 邦訳 48 頁。
(71) Nikolas Rose, *op.cit*., p.23.; 邦訳 45 頁。
(72) Nikolas Rose, *op.cit*., p.26.; 邦訳 50-1 頁。
(73) Nikolas Rose, *op.cit*., p.6.; 邦訳 18 頁。

い接続路が形成され、新しい経済空間が描かれた」[74]ということである。

　ローズは以下のように結論する。「身体の倫理と生資本は、誕生以来ともにドッキングした。生命そのものが倫理的に非常に重要になるところでだけ、生を維持し改善する技術が利益の汚れた追求や個人的獲得以上のものとして姿を現すところでだけ、そして健康や生のサービスに自分をかけることができるところでだけ、希望、想像力、利益の経済をつかまえることが生資本にとって可能であるだろう」[75]。「いわば身体の倫理は、生命の操作を通して利益を探し求めることの特殊な道徳的価値に一致する。しかし、同時に、健康を傷つけていると思われる人を不良として認定する道を開く」[76]。たとえば、このことは、胎児に対する超音波検査の導入により、中絶件数が倍増している事実に端的に表れている[77]。かくして、「生−政治が生−経済とかかわりあうとき、生−資本が倫理的評価に開かれたとき、倫理政治(ethopolitics)が現代の生活の中心になったとき、21世紀における生命の政治に対して新しい活動の場が開かれる」[78]。

　「そしてこの希望のための道徳的経済は、それ故にもっと伝統的な意味で経済である。というのは、新機軸を希望することが、資本の循環を活性化するからである。この故に、希望のエートスがともに多くの様々な関係者をつないでいる。──治療のための現実のあるいは潜在的な病人、科学者や研究者、彼らの患者の治療を助けるであろう治療のための医師やヘルスケア専門職、利益を生み出すだろう製品のためのバイオ技術会社、雇用を生み出し、経済的活動や国際的競争を刺激するだろう産業的商業的展開のための政府を」[79]。「これは私が、「ソーマ的倫理」──ここでの倫理とは、道徳原理という意味においてではなく、むしろ特定の生の行為の価値にかかわる倫理である──と名付けるものの出現にむすびついている。そして「ソーマ的倫理」は、身体的な具体的実在にこそ中心的位置を認めるのである」[80]。

　そしてローズは、この希望の経済を「倫理政治」と名づけている。そして、この政治で私は「人間存在の行為を彼らの感情、信念そして価値に基づいて行為する──簡単に、倫理に基づいて行動する──ことにより具体化する企てと解している。

---

(74) Nikolas Rose, *op.cit*., p.6-7.; 邦訳 18 頁。
(75) Nikolas Rose, *op.cit*., p.258.; 邦訳 481 頁。
(76) Nikolas Rose, *op.cit*., p.8.; 邦訳 21 頁。
(77) 2011 年 7 月 23 日、毎日新聞。
(78) Nikolas Rose, *op.cit*., p.8.; 邦訳 21 頁。
(79) Nikolas Rose, *op.cit*., p.27.; 邦訳 51 頁。
(80) Nikolas Rose, *op.cit*., p.6.; 邦訳 17 頁。

現代の政治において、人間の実存のエートス——感情、道徳本性、個人、グループ、組織の指導的信念——が、自律的個人の自己支配と最上の政府の命令との結合が可能となる媒介を供給するようになった[81]」とする。かくして、「身体の倫理」は「生資本主義」とドッキングしたというのである。

　かつて、P・アリエスは、「3分の1世紀ほど前から、いつでもその辺にいて、ごくおなじみであった死が姿を消し、いなくなってしまう。死は恥ずべきもの、タブーの対象になる[82]」と書いた。これと同様に、現在は、病気もまた忌み嫌われ、病気が恥ずべきもの、タブーの対象になったのである。「病気は正常（normalな状態）ではなくて、規範性（normativity）」とガンギレムは言った。病気は「治療すべきもの」となったのである。毎年検診が課せられ、病気にならないように、規則正しい生活を送ることが市民の義務となる。世界保健機関（WHO）の1946年の健康の定義によれば、「健康とは、身体的、心理的、社会的に完全な良き状態であり、単に病気や衰弱が存在しないというだけではない」ことになる。そしてアルマ・アタ宣言（1978年）において、「健康増進、予防、治療、社会復帰のサービス」を内容とするプライマリ・ヘルスケアが宣言され、さらにオタワ憲章（1986年）で、個人の生活習慣の改善だけでなく、環境の改善も含む「ヘルスプロモーション」という新たな考え方が提案された。それに基づき、国民が健康増進に努めなければならないとされる「国民健康増進法」（平成14年8月2日）が日本では策定された。「診断を下し、治療を施す道具的な制度であった医学は今や規範を押しつける制度になった。……養生は今や病気に対する必然的な対処法である。病気のときは養生しなくてはならない。病人は治る義務があるから、期待される治療はまさしく「労働」なのだ[83]」。さらにゲノム時代においては、「病気とは罹患していることではなくて、罹患しうる状態にあることということ[84]」になった。イギリスでは妊娠をするとまず産婦人科の前に出生前診断クリニックへ行き公費でスクリーニングを受けることができる。アイスランドのように、個人の遺伝子を国家あるいは社会が中央でデータベース化し管理しようとする国もあった[85]。

　そして、不妊がWHOの疾病分類表11で「疾病」と定義されるなら、ますます不

---

(81) Nikolas Rose, *op.cit.*, p.27.；邦訳51-2頁。
(82) フィリップ・アリエス『死と歴史』（伊藤晃・成瀬駒男訳、みすず書房、1983）、69頁。
(83) C. エルズリッシュ/J. ピエレ『〈病人〉の誕生』（小倉孝誠訳、藤原書店、1992）、90頁。
(84) Nikolas Rose, *op.cit.*, p.84,；邦訳163頁。
(85) 参照；奥野真理子「アイスランドの診療記録・遺伝子・家計データベース——論議と教訓」

妊治療へと駆り立てられていることになるのは目にみえている。「健康でなければならないという義務[86]」に反することになるからだ。そして不妊治療が市場となり、研究者もそこへ駆り立てられることになる。こうして不妊研究と経済が結びつき、その結果、不妊の治療法の開発のためという高度の研究利用のために、余剰の受精卵の研究へと道は広がっていく。

　以上考察してきたことから明らかなように、着床前診断は、出生前診断（しかし現実には出生前診断も特定の治療困難な先天性代謝異常症に関しては、価値中立的でなく、出生予防としても機能した[87]）とは異なり、価値中立的な技術ではなく、不良な生を認定し廃棄する生権力の技術として機能している。したがって、着床前診断はそれ自体において人間の尊厳を侵害する技術なのである。われわれがこの技術を用いないためには、単に障害のある生の利点を美しく語るだけでなく、単なる生体プロセスとしての剥き出しのゾーエーを抜け出て、この世の幸福を追い求める相対的価値観を捨て去り、「人と人の関わりに」価値を求める、良きビオスへの心情の徹底的な変革が求められるのである。

　事実、そのような動きも見受けられる。アメリカでは着床前診断が行われている。しかし最近は21トリソミーと診断されても、産む女性が微増しているという[88]。確かに、障害にもかかわらず、受け入れる体制が社会にあるなら、障害があるなしにかかわらず、産むことを選ぶという事実が立証されている。このように、社会と価値観・世界観を変えない限り、クヴァンテに反して、着床前診断と人間の尊厳は両立不可であると言えるだろう。

---

(86) C. エルズリッシュ/J. ピエレ、上掲書、91頁。
(87) NIPT（新型出生前検査）は胎児の出生前診断でありながら、選別に用いられる恐れがあり、それだから医学会が特別に指針を制定し臨床研究として行ったのである。誤った判断をしないようにカウンセリングの必要性が説かれたのである。3年間の臨床試験の結果、染色体数的異常が陽性と判定されたうちの97％が中絶を選択した。これはNIPTが出生前診断でありながら、生むための診断として用いられたのではなく、最適なものの選別として用いられたことを意味する。選別とは複数のものから目的に適合するものを選び出すことであり、対象を手段化するものである。同じく非侵襲性の超音波検査を導入した結果、中絶が20年前の6倍、10年前の2倍に増えたという報告もある。資料3を参照。また、参照、笹谷絵理「新生児マススクリーニングと出生前診断との関連」（第28回日本生命倫理学会年次大会予稿集、118頁「出生前診断による発生予防」についての指摘）。
(88) 本書資料3参照（本書174頁）。

第4章
H. ヨナスの未来倫理学——存在の不可侵性

キーワード　①未来倫理学　②生命技術　③事実的作成　④実体的責任　⑤目的論
　　　　　　⑥du sollst, denn du tust, denn du kannst　⑦有目的性　⑧不可侵性

「惑星全体が、われわれの有限な宇宙船地球号が、このような絶望的な、非人間化した救命ボートとなるということ、そしてそれを防ぎ、それを予防するということは、そもそも緊急の、遠い未来に対する責任である」(T156)[1]

I　未来倫理学

　分子生物学の発展は著しく、人間はすぐにでもヒト・クローン個体を作成したり、オーダーメイド・チャイルドを手にしたりすることが「できる」ような観を与えている。しかし、一方で、人間はそのような技術を利用して「よい」のかどうかと問われている。ヨナスは、人間が遺伝子を操作して人間を改変「できる」という技術の利用に対して、「してはならない」と答えている。「不幸を予防することだけがここでは許されるのであり、新しい種類の幸福のいかなる試みも許されない。人間が目標であり、超人が目標ではない」(T201)。

　ヨナスは「人類を存続させよ」、「人間の本質を傷つけるな」、「自然の無傷さを大切にせよ」を義務づける未来倫理を主著『責任という原理』で展開している。科学技術時代にあって、人間や自然の存続が危機にさらされている。しかも、「その際に問

---

(1) 本文中の（　）内の数字は以下の著作からの引用ページ数を表す。ただし数字の前の文字は書名の略号。
　Hans Jonas:*The Gnostic Religion,* Bacon,1963（→ G）［邦訳『グノーシスの宗教』、秋山・入江訳、人文書院、1986］; :*Organismus und Freiheit. Ansaetzezu einer philosophischen Biologie*, Vandehoeck & Ruprecht,1973（→ OF）; *Das Prinzip Verantwortung*, Suhrkamp,1979（→ V）［邦訳『責任という原理』加藤尚武監訳、東信堂、2000］; *Technik, Medizin und Ethik*, Insel,1990（→ T）; *Philosophische Untersuchungen und metaphysische Vermutungen*, Insel, 1992（→ PU）.

題となっているのは、人間の運命だけではない。人間像も問題になる。また、物理的に生き残ることだけではない。本質が傷つかないことも問題である」(V iv)。加藤氏はこの三つの命令を次のようにわかりやすく言い換えている。「人間の未来の存在を保証すること」、「人間の愛と自由と理性を保証する遺伝的形質を保存すること」、「すべての自然の生命を守ること」[(2)]。これら三つの命令は相互に矛盾なしに成り立つのであろうか。また、それぞれが同じ一つの原理から基礎付けられるのだろうか。本章では、「人間の存在」と「人間の不可侵性 (Integrität)」(V36) を命ずる二つの命法が果たして互いに矛盾なしに取り出せるのかどうか、考察する。

周知のように、ヨナスは新しい倫理、未来 (方位的) 倫理をわれわれに提示している。「未来倫理学は、未来を配慮する、未来をわれわれの子孫に代わってわれわれの今の行為の結果から守ろうとする今の倫理学である」(PU128)。この倫理はこれまでの倫理を否定するものであろうか。そうではない。「たしかに隣人−倫理の古い指令は依然としてなおその親密な直接性の領域において妥当する。しかし集団的行為の生じる領域においてはもはや妥当しない」(V26)。つまり、未来倫理とは、これまでの倫理、今 (現在)、ここに生きるもの同士の倫理に、未来の人間という視点を導入したということなのである。しかし、単に、一つの視点が付け加わったというものではない。この視点は決定的である。それは科学技術時代における人間の行為が集団的・累積的・共働的であるが故に、未来に射程距離を持つからである。それにしても、未来の人間が存在するようにわれわれはなぜ行為しなければならないのだろうか。

未来倫理の定言命法は「未来においても人間が存在するように行為せよ」である。なぜ、この命令が技術の問題と結びつくのだろうか。なぜ技術が倫理的考慮のもとにおかれるのだろうか。それは技術もまた人間の力の行使、すなわち行動の形式だからである。そして倫理学とは行為に関わる学だからである。

1. 従前の技術、または「技術の道具的・人間学的定義」——倫理的に中立

すでにハイデッガーは技術の本質について以下のように語った。「技術が手段であるとともに人間の行為であるとみなされている一般の通念は、それ故技術の道具的・

---

(2) 加藤尚武「訳者による解説」(前掲加藤尚武監訳『責任という原理』、411 頁)。

人間学的な規定だといえる」。しかし、自然の器官・機能の代理、増強、解除としての技術は、欠陥存在である人間が彼の環境世界への関係において行為能力を増加することという人間学的意味以外のなにものをも意味していない。まさにこのような技術の見方こそが「私たちを完全に技術の本性に対して盲目にさせている」、と。[3] このように、ハイデッガーは、技術の道具的定義を、不十分であり、正しいけれども真でない、として特徴づけた。ヨナスも、技術の「道具的−人間学的定義」と、技術を目的に対して倫理的に中立的な単なる人間の行為として考察する中立的テーゼから距離をとる。ただし、ヨナスはこのような技術の定義を従前の技術の定義としてとらえている。

ヨナスは近代以前の技術、伝統的技術とは、自然の器官・機能の代理、増強であり、「自然に支払う通行税」(V31)のようなものであったと言う。また、従前の「技術は事物の自己保存する本質をただ少しだけしか巻き添えにしなかったし、自然の秩序全体への永続的損害を与えることもなかった」(V22)と言う。従前の技術的行為は、個別的・非累積的になされ、行為の到達範囲も限定されていたし、従前の技術は「所有・状態・道具や熟練の備蓄」(T16)であったからである。したがって、従前の技術に相応する倫理学は次のような特徴を持つことになる。「行為の現実の到達範囲は短かった。先の見通し、目標設定、帰責の可能性にたいする期間も短かった。結果の長い推移は偶然、運命、摂理にゆだねられていた。倫理学はここと今に関わっていた」(V23)。「道徳的宇宙は同時代の人から構成され、そしてその将来の地平はその予測される生のスパンに制限されていた」(ebd.)。「カントの定言命法は個体に向けられている。そしてその基準は瞬間的であった」(V37)。

2. 科学技術

ところが、その基礎を近代自然科学に持ち、動機を経済的至福におく現代技術はもはや倫理的に中立であるとは言えない、とヨナスは言う。「すべてこれらのことが決定的に変わった。現代技術は、新しい範囲の、新しい種類の客観を伴っての、新しい種類の結果を伴っての行為を導入したので、以前の倫理学の枠はそのような行為をもはや把握することはできない。不思議なもの、人間の不思議な力についてのアンティゴネーの合唱は、今日全く異なった不思議なものの特徴において異なって響かざるを得ない」(V26)。「そしてここで、わたしは立ち止まってしまう。われ

---

(3) M.Heidegger: *Die Technik und die Kehre*, Neske,1962, S.6.〔邦訳『技術論』、小島・アルムブルスター訳・理想社、1965〕

われの誰もが立ち止まってしまう。われわれは、一つの運動により、科学技術という能力を所有するに至った。この能力を今や規範により規制しなければならない。——倫理が存在しなければならないのは、人間が行為するからである。倫理とは、行為の秩序のためのもの、そして行為する力を規制するためのものである。だから、規制されるはずの行為の力が大きければ大きいほど、倫理は一層不可欠にしなければならない。そして、大きさ同様、秩序の原理もまた、秩序づけられるものの種類に適するものでなくてはならない。だから、行為の新種の能力は、倫理の新しい規則を、それどころか新種の倫理学を要求する」(V57)。

　現代技術とは、ヨナスにとっても、ハイデッガーが指摘したように、ある種の、強制的、過程的、自己目的的要素を持ったものなのである。しかもそれは近代形而上学に由来する、存在に対してなすある種の解釈なのである。そしてヨナスは技術と技術時代の科学の危険は、単に外面的な危険にあるのではなくて、とりわけその形而上学的基礎が問われないままにされることにあるとしている。ハイデッガーの言う、人間と存在の関係の問いの忘却ということである。したがってヨナスもまた、近代の始まりにおける形而上学的根本的概念の変化のなかに、隠された根本的動機を探し求める。それは未来のための形而上学的方向付けのための支えを見いだすためにである。そしてヨナスは、このことを明らかにするために、現代科学技術を三つの観点から考察している。

a）集団的・累積的に用いられる現代技術——破局の脅かし

　古代においては、人間の短い腕は、予言的知という長い腕を必要とはしなかった。また、自然への干渉は、自然は痛くも痒くもなかったので、技術を用いる行為を正当化する必要はなかった。ところが現代においては、行為を個別的に正当化するだけでは許されないし、未来の予測が必要であるとヨナスは言う。それは、科学技術を用いたわれわれ人間の行為が、かつての行為と異なり、未来を射程距離においていて、全地球的規模で為され、宇宙的破局をもたらすからである。

　①現代技術は、集団的・累積的に用いられる。しかも、技術を使用しないわけにはいかない。したがって、ここで問題となるのは、「個別的な行為者や個別的な行為ではなく、集団的な行為者と集団的な行為」(V32) である。②この行為の結果は、雪だるま式に、未来に、地球上に広がっている。「現代技術とその結果は地球上に広がっている。その累積的結果は未来の世代へ広がっている」(T45)。③行為の意図と関わ

らず、結果は両義性を、すなわち正しい目的のために用いられる場合でも、長期に決定権を持ちうる威嚇的な側面をもっている。「一見慈善的な技術と損害を与える技術との間を区別することは容易に見える。人々が単純に道具の使用目的を見ることによって。鋤べらはよい、刀は悪い。救世主の時代に刀は鋤に鍛え直された。現代技術においては、置き換えられる。原子爆弾は悪い、人類を養う手助けをする化学肥料はよい、と。しかしここで現代技術を悩ませるディレンマが浮かぶ。……悪い兄弟カイン——爆弾——は彼の洞窟の中に結び付けられているのに対し、善い兄弟アーベル——平和的な原子炉——は将来の千年のためにその毒を沈殿させ続ける」(T48)。

　そしてヨナスはこの危機的状況から、「恐怖の発見的方法」(V63 ff.) を通じて、一つの新しい倫理学を取り出す。それが「予見と責任の倫理学」なのである。従来の倫理学が、同時性（共通の現在の関与者）、直接性、個別的・形式的・人間中心主義的倫理学であり、カントに典型的に現れているように、「心情の倫理学」であり、垂直的存在論であるのに対し、新しい倫理学は、未来的、集団的、そして実質的責任の倫理学であるとしている。そしてこの未来倫理の新たな定言命法は「汝の行為のもたらす因果的結果が、地球上で真に人間の名に値する生命が永続することと折り合うように、行為せよ」(V36) であるとする。あるいは「『人類をあらしめよ』という命令が、人間だけを念頭に置くかぎり、第一の命令なのである」(V76) という。「なぜなら人類が存在し続けるのは人類にとっての無条件の義務だからである」(V66)。そこでこの未来倫理の、定言命法の、存在論的基礎づけが問われることになる。

b）強制的要素——無限の前進衝動——魔法使いの弟子

　それだけではない。近代以前の技術、伝統的技術は、「所有」、「状態」、「道具や熟練の備蓄」であるのに対し、現代技術は、「企画」、「過程」、「力動的原動力」だからである。すなわち、現代技術は飽和点へ向かって進むのではなく、ありとあらゆる可能な方向へといっそうの歩みへ駆り立てるからである。すなわち、現代技術は「進歩」・「強制的な要素」という特徴を持っている。そして人間は、魔法使いの弟子のように、技術に隷属してしまい、技術を主体的に支配することはできないのである。ヨナスは次のように言う。「これまで述べてきたところで、地球的規模と結果の両義性と並んで技術的徴候の一層の特徴が可視的となっている。そしてその特徴が倫理的に重要である。それは技術が前方へ駆り立てるという、いわば強制的な要素である。いわばわれわれ自身の力 (Macht) の様態を自動的な能力 (Kraft)、すなわち

われわれその実行者が逆説的に隷属してしまう能力の種類へ事物化してしまうという強制的な要素である。個人の生の過程においても、とりわけ集団の歴史の中においても、それ自身の行為の事物化による人間の自由の侵害がなるほどいつも存在した。……専制的要素そのものが今日の技術の中に、すでにある。それはわれわれの道具をわれわれの主人にする。……人間の自律のため、われわれ自身を所有し、われわれの機械によって支配されない尊厳のために、われわれは技術的駆歩を技術外の支配の下にもたらさなければならない」(T51f.)。「進歩は、現代科学技術の観念的飾りではないし、また単なる科学技術によって提案されたオプションではない。そうではなく、科学技術そのものの中に置かれた原動力である。これは、われわれの意志を越えて、形式上自動的に作用する」(T20)。「自己の力を獲得し、いわばその創造者に対して自立的になること。それはなお比喩的であり、誇張して語られている。厳密に解すると、創造そのもの、創造された具体的事態へ関係するのではなくて、その創造と利用の過程、それ故、人間を媒介して働く抽象化に関わっている。なぜなら技術の創造物——広い意味で道具——が生命のない事物である限り、それを運転させ、随意にスイッチを入れ、切ることができるのは依然としてなお人間である。……それにもかかわらず、最初の運動の原因は、いつもなお人間のうちにあり、そして究極的には具体的個人の中にある。」(T204f.)

　現代科学技術とは、homo faber が外的対象に対して勝利するというだけではないのである。homo faber が内的体制でも勝利をおさめ、かつては homo sapiens に奉仕するその一部分であったのに対し、今ではそれを越え出てしまうということを意味している。現代の生殖補助技術の「専制の状況——この技術の利用へと駆り立てられること——」を思い浮かべれば、このことはよくわかるであろう。ハイデッガーは技術の本質は「配置 (Ge-stell)」[4]にあるとした。人間も在庫品として配置されているのである。そしてハイデッガーはさらにそれが時代の「めぐりあわせ (Geschick)」であるとした。ヨナスの言うこともこれと同じである。人間もまた、技術に道具として隷属しているということである。このように、人間が表象の上で道具となれば、人間を事実的に材料として作成し直すことへと移行することは必然的であった。20世紀後半に、分子生物学が登場し、ヒト・クローン個体の作成も現代科学の掌中に入ったのである。

（4）M.Heidegger, *Ebd.*, S.19.

c）「事実的作成」（T102）

　ヨナスは、「homo faber は、みずからの技術を自分自身に振り向ける」（V47）とし、さらに次のように続けている。「そしてすべてのほかのものの創始者と作成者とを独創的に新しく完成することの用意をした。……人間の状態の最終的所与性とみなされていたものへのあれかこれかという決してそれ以前には選び得なかった二者択一を注視しなければならないことになった」（Ebd.）。すなわち、これまでは人間が「主体」であり、人間が自然を対象として、人間に合うように自然を作り直してきた。しかし、今や homo faber は、その最終的所与性と思われていた主体をも単なる「基体」とし、対象とすることが可能となったというのである。「これまで技術は生命のない素材とだけ関わってきた。分離は明らかだった。人間は主体であり、自然は技術的支配の対象であった。ところが生命技術の到来は、この明瞭な区別から徹底的にそれる」（T164）。「最後に技術の黙示録的可能性が、倫理学が決してそれ以前には対決させられることのなかった形而上学的問いを立てた。人類は存在すべきかどうか、そして何ゆえにか、それゆえ何故人間は進化がうみだしたように保存されているべきなのか、と」（T48）。

　ヨナスによって『責任という原理』においてテーマ化された科学−技術文明による生命の危険化とは、新しく獲得された技術の単なる誤用に基づいているのではない。ヨナスはハイデッガーとともに、デカルト以降の近代科学の特徴を世界を徹底的に対象化することにあるとみる。唯物論的な自然科学は、生の理解を目ざすのではなくて、生の再構成を目ざしている。すなわち、生をその技術的見せかけから把握することを試みる。そしてこの技術的態度こそ、まさに近代形而上学の中に隠された根本動機なのだというのである。したがってヨナスにとっても、ハイデッガーと同じく、技術と技術時代の科学の危機は、単に人間の生存が危ぶまれるという外面的な危険にあるだけではなくて、とりわけ形而上学的基礎が問われないまま放置されるという内面的危機にあるということなのである。つまり、人間と存在の関係の問いの忘却、そしてその結果としてのニヒリズム、「価値真空状態」という危機なのである。すなわち、近代形而上学の登場により、まず第一に自然から目的が奪い取られ、自然が無目的なものとなり、その結果自然は素材となり、存在が忘却されたということなのである。第二に、進化生物学が教えるように人間は自然から生み出されたものである以上、人間もまた無目的なものであり、技術の操作対象となったということなのである。「人間は無関心なものの所産である以上、その存在も無関心

でなければならない」(G339)。「続いて、人間も同様に中立となった。こうしてわれわれはむき出しのニヒリズムの中で震えることになる」(V58)。

　ヤコブは次のように解釈している。「現代技術とその危険の成立に対する前提は、このように自然の理解が変化したことと、世界への関係が変化したことにある。西洋の二元論、すなわち、第一には、キリスト教的−中世の二元論は、魂を持たない宇宙の概念に対する基礎を作り、その「視覚的な」、すなわち客観化する、抽象的な理論や、認識モデルとともに、認識する主観と知覚された対象との間に溝を開く。この溝は、近代の二元論、哲学的観念論と、自然科学的唯物論の二元論のなかで、潜在的ジレンマになる。有機的なものの二つの側面――内面性と身体束縛性――は、媒介されずに、並列したままであり、そして生命の心身統一、人間の全体的自然は、一方に数学的量に還元可能な自然、他方は世界を構成し、支配する主観のために犠牲にされている。従って、自然は無関心な因果機械的な体系として、技術的利用にもたらされるのに、一方人間は自然の無制限な支配者になるのである」[5]。

　以上述べてきたように、ヨナスの現代技術批判は必ずしも一様ではなく、三つの観点から成り立っていると言える。一つは、現代技術がもつ足の長さ、そしてその結果としての人間の生存が危ぶまれるという外的危機。二つは、ハイデッガーが指摘した「配置」、「めぐりあわせ」ということ。人間が技術の支配のもとにおかれ、主体性を喪失するという人間の内的危機の始まり。しかし、ここでの作成はまだ表象的段階だった。三つめは現代技術のもつ事実的作成という観点であり、人間が無目的なものとなるというまさに形而上学的危機なのである。

II　未来の人間に対する責任

　ヨナスは、以上のように、技術は「倫理学の歴史に新しい章を開き」(T46)、従来の倫理学においてはその役割を果たしていなかった責任をその中心に要請すると言う。しかし、責任の概念は、たとえ中心には置かれていなかったとはいえ、(特に実存哲学においては) 重要な倫理的概念であったのではないのか。そこでなぜ責任の概念が新しい倫理学の中心に位置するとされるのか考えてみたい。ヨナスはつぎのように言う。「まったく別の責任の概念がある。それは為されたことに対する

---

(5) Eric Jakob, *Martin Heidegger und Hans Jonas*, Francke, 1996, S.315

事後の責任ではなくて、為すべきことの決定に関わる。それに従うと、私は私の行動やその結果に対して第一に責任があると感ずるだけでなくて、私の行為を要求する対象 Sache に対しても責任があると感ずる」(V174)。そして「この種の責任や責任感情を――自らの行為に対するおのおのの行為者の形式的、空虚な責任性ではなく――われわれが未来の責任倫理学について語っているとき、われわれは考えている」(V175)。すなわちヨナスが新しい倫理学の中心に置く責任とは、従来の責任概念とは異なるということである。ヨナスは従来の責任の概念は形式的で、空虚であるとし、未来方位的倫理学の責任の概念は「実体的 (substantiell)」であり、為されたことに対して遡及しながら帰せられる事後の責任ではなく、「為すべきものの決定に関わる責任」であるとする。そこで、この「実体的責任」とは何か、責任の概念に照らしながら考察する。

1）責任概念

　責任という言葉は古くから使用されてきた言葉である。しかしそれは、法的概念としての帰責の意味での責任で、行動を指導したり、行動を監視する機能をもっていた。それに対して倫理的概念としての「責任 responsibility（英）、Verantwortung（独）」は新しい意味を備えている。『エコエティカ』を著した今道友信は、徳目としての責任という概念が西欧において成立したのは、18世紀以降だったと言う。科学技術が実用化され始め、物資の大規模な輸送が可能になると、物々交換の時代が去り、物資の取引にさえ、相互の取り決めによる契約社会が出来上がってきた。そして目前にものがないのに契約を成立させるためにどうしてもなくてはならない基本的な心構えとして、お互いに相手と交わす言葉に応じて約束通りに動くということ、応じ合う response 行為が大切だという考えが生まれたというのである。

　バイエルツによると、この概念が広く流布したのはつい19世紀後半のことで、20世紀になって倫理的な鍵カテゴリーとして用いられるようになったという。「グリム辞典にしたがうと言語史上15世紀の後半にまでさかのぼり、18世紀の哲学文献、ヒュームやカントにおいても折にふれて用いられている。19世紀の後半においてはじめて、名詞形として頻繁に使用されるようになる。同時に道徳的論文の倫理的思惟の中核に移動するようになる。例えば、J・S・ミルは、『自由論』(1985)

（6）今道友信『エコエティカ』（講談社、1990年）

の中でこの概念を用いた。第一次世界大戦の終わりに M. ヴェーバーが心情倫理と責任倫理の区別を導入する。20世紀において、ついにこの概念はハンス・ヨナスや他の人々によって道徳の根本原理に宣言された」[7]。

　以上のように、責任の概念の使用法は必ずしも一様ではない。歴史的にその用い方は変遷している。概観すると次のようであろう。第一に、法的な意味での責任がある。行為者が、ある出来事の原因であるか、あるいは原因の手助けとなっている場合、行為者は自らの行為の結果に対して責任があり、場合によっては責任を負わされるというものである。たとえ原因がいかなる悪事でなかったとしても、結果の原因であったというだけで十分である。因果的力が責任の条件である。言葉の最も基本的な帰責の意味での責任である。第二に、道徳的意味での責任がある。これは、法律的に償いを行うことの理念と、処罰の理念とが混ざりあって生まれた概念である。ここでもまた因果的力は責任の必要条件である。しかし、それは予見的な意味においてである。というのはここでは為された結果に対してではなく、破壊が予測されるであろう行為を選ぶことに対して、責任が負わされるからである。したがって行為の因果性がではなくて、行為の性質が責任を負うべき点なのである。たとえ実際には悪い結果が生じないとしても、そのような結果を生じさせる性質を持つ行為をなす人に責任が帰せられる。嘘をつく人は、嘘をついた結果として引き起こされる事態の故に責任があるのではなくて、嘘をつく行為が道徳的世界を毀損するものである故に、責めを負うというのである。しかし、責任は為された行為へ関係するということは、法的責任にせよ、道徳的責任にせよ、両者に共通である[8]。

　為された行為に対する帰責という意味での責任から、さらに行為の作者であること (Urheberschaft) の責任へと責任概念の意味は拡張する。ここでは責任という概念で、自由な行為の主体が特徴づけられ、為された行為への関係よりも、人間は責任を引き受けることができる存在者であるという側面が強調されて意味されている。カントの自律の自由にこの拡張の過程をみてとることができる。「道徳的意味における帰責 (Zurechnung) とは、あるひとがそれによってある行為の創始者 (Urheber) とみなされるような判断であり、その行為はこの場合、所為と呼ばれ、法則のもとに立つのである。……賞賛に価する行為の善い結果は、不当な行為の悪

---

(7) Kurt Bayertz, Eine kurze Geschichte der Herkunft der Verantwortung, in: Kurt Bayertz (Hrsg.), *Verantwortung: Prinzip oder Problem?*, WBG, 1995, S. 3-4. なお、訳文は幾分意訳した。
(8) Vgl. H. Jonas, *Das Prinzip Verantwortung*, S.171-3.

い結果と同様、主体の責任に帰することができる。……帰責能力は自由の概念に基づくのであり、自然原因による規定からの独立を前提とする」[9]。カントにおけるこの帰責能力としての理性的存在者の自律の自由が、さらに選択の自由としての実存的自由へ移行し、行為の作者であることの責任（サルトルの責任——人間は責任の刑に処せられている）となる。「（自由の）刑に処せられているというのは、人間は自分自身を創造したのでないからであり、しかし他方で自由であるのは、ひとたび世界のただ中に投げ出されたからには、人間は自分の行為することのすべてに対して責任を負っているからである」[10]。それが、行為の作者としての責任であることにとどまらず、そのような作者であることの責任、すなわち存在の作者であることの責任（ヤスパースの責任——責任の刑に処せられているのではなくて、みずからあたかも欲したものであるかのように引き受ける）へ移行する。「あたかも、私が私の存在の選択を行わなければならないかのように、——なぜなら、私はこの自分の本質に対して責任があるから——、私の経験的現存在に対しても、私は責任を取らねばならない」[11]。

　以上のように、責任概念は「行為の結果に対する責任」から、「行為の性質に対する責任」、「帰責能力」、「行為の作者であることの責任」、「存在の作者であることの責任」へと拡張している。しかし、これらの責任は、すべて形式的で、空虚であると、ヨナスは言う。それは、ここには責任の内容が欠けているからである。そして、なすべきことの決定に関わるまったく別の責任の概念があるという。実体的責任とヨナスが呼ぶものである。英語版では次のように記されている。「責任の第一の一般的条件は因果的力である。すなわち行為することが世界に影響するということである。第二はそのような行為が行為者の支配のもとにあるということである。第三は彼がその結果をある程度まで予見することができるということである。これらの必要条件のもとで責任が成立しうる。しかし二つのひどく異なった意味においてである。つまり、①各人の行為がどんな行為であれ、各人の行為に対して責任があるという責任。②特別の対象に関する特殊な行為へと行為者をおくる特殊な対象に対する責任、である。〈for〉の異なった指示対象に注意せよ！　前者は形式的、後者は実体

---

(9) I.Kant, *Metaphysik der Sitten*, Akademie Bd. Ⅵ, 227f.
(10) J.P.Sartre, *L'existentialisme est un humanisme*, Nagel, 1970, p.37.『実存主義とは何か』、伊吹武彦訳、人文書院、1955年、29-30頁。
(11) K.Jaspers, *Philosophie*, Ⅱ, Springer, S.198.

的概念である。そして私たちは次のように言うとき本当は二つの異なったことについて語っている。誰かが起こったことに対して責任がある……、と誰かは責任ある人である……」。すなわち、実体的責任とは行為の因果的結果に対する法的責任や行為の性質に対する道徳的責任——これらは共に自己関係的、形式的責任とされる——とは区別される、私の力の作用領域にある存在——それは私を頼りとしているか、私によって脅かされている存在なのであるが——に対する責任なのである。「責任存在の für はここではさきの自己関係的なものの種類とは完全に異なった意味を明らかに持っている。wofür は私の外にある。しかしそれは私のうちにある。私の力が頼りであれ、私の力から脅かされるのであれ。」(174f.) 従って、実体的責任とは、私の力のおよぶ事象（人間）に対する責任ということなのである。そして、ここに責任は新たな意味を持つと言える。行為に対する責任ではなくて、為すべきことを指示する事象（人間）に対する責任である。しかしこのことは本当に新しい責任の意味であるのだろうか。このような意味はこれまでにも責任の概念に備わっていなかったのだろうか。たとえば「父親は子供の教育に対する責任がある」とわれわれが言うとき、われわれが思念する責任と異なっているのであろうか。そしてこれまでの責任概念においても為すべき内容は告げられていたのではないだろうか。

2）実体的責任——他者に対する責任

　ヨナスは、次のような例を挙げて説明している。カジノにおいて自らの財産を賭ける賭事師は軽率に行動する。自分のではなくて他人の財産である場合、犯罪的である。しかし彼が父親である場合、その時明白な私有物においてであるとしても、無責任であり、彼が失うか獲得するかはどうでもよい。その例は示している、責任を持っている人だけが、無責任に行動しうるということを、そして彼が為した無責任に対して責任を負わなければならないということを。ヨナスはまた次のような例を挙げる。無鉄砲な運転手は自分にとっては軽率である。しかし彼がそれでまた乗客を危険にさらすとき、無責任である。乗客を乗せることによって、彼は当座の間、そして一つの財に限って責任を引き受けた。彼がそれ以外の場合においては、これらの乗客に対してもその安全に対しても負わなかった責任をである。軽率であること、さもなければ潔白であり、ときどき愛すべきことは、ここでは負目そのものと

---

(12) H.Jonas, *The Imperative of Responsibility*, Chicago, 1984, p.90.
(13) Vgl., H.Jonas, *Das Prinzip Verantwortung*, S.176f. 邦訳 166 頁

なる。たとえ全てがうまく行くはずであるとしても。

　賭事をすることや、スピードを出すことは、それ自体としては道徳的に無記である。これらの行為が結果として悪を伴っているとき、行為の結果に対して責任がある。それでは、これらの行為が結果として悪を伴わないならば、かかる行為の主体は責められないのであろうか。そうではない。先に示した通り、一つにはもしこれらの行為の動機が悪い場合、その行為の性質故に、この行為は責任を負うと言える。しかし、ヨナスの言うのはまた別のことである。すなわち、もしかかる人が、父親とか乗客を乗せた運転手である場合、かかる行為は無責任だというのである。しかしそれは、為される行為の結果や性質の故にではなくて、かかる人が力を及ぼす対象（子供や乗客、自然環境）に対して責任を負っているからというのである。

　「ＡはＢの死に対して責任がある」と言う。しかしこれは明らかにＢの死という結果が遡及されている。責任の対象がＢであるように見えながら、実は対象は死という行為の結果なのである。また次のように言われる。「ＡはＢの生に対して責任がある」。なるほどこの場合は、先の場合と異なり、責任は未来の行為に対してあると言える。そしてその未来の行為を生み出すのは、Ｂであり、責任の原因はＢにあると言える。この場合は行為の結果ではなくて、Ｂに対する責任と言えるのではないのか。それゆえにＢの生に対して危害を加えるような行為をＡは差し控えるのではないのか。ヨナスの言う責任とどこが異なるのだろうか。

　自らの行為が他人に対して危害を加えたり、危害を加えることのおそれのある行為をしないという場合にも二通りあるのである。自分の行為の結果に対する責任に基づく行為と他人に対する責任に基づく行為である。なるほど、前者においても行為の結果が他人に危害を加えるおそれのあるような行為は差し控えられる。一見、他人の存在が配慮されているように見える。しかし、それは自己が負う負い目を避けるためである。前者は「自己関係的」で、他人に対する関係は消極的である。ミルの場合を考えて見れば、このことはより明らかであろう。次のようにミルは言う。「個人は自己の行為について、それが自分以外の人の利害に関係しないかぎり社会に対して責任をとる必要はない」[14]。そして反対に他人の利益に損害を与えるような行為については個人は責任があるとし、怠惰はそれ自体では法が干渉すべきではな

---

(14) J.S.Mill, *On Liberty*, Collected Works of J.S.Mill, Vol. XVIII, p.292. ミルとの比較をなすことは意味があるであろう。というのは、ミルは、現代の英米のバイオエシックスの基本的原理をなすから。

い、しかしその結果子供の扶養義務を果たさない場合干渉されてよいとしている。すなわちそれは、無責任故にではなく、義務違反故になのである。それゆえに、ミルは後に、「他人に関わらない行為」という表現を改め、「公的義務に反しない場合」と言い換えているのである。したがって他人の存在を引き受けないことが無責任であるとされるのではない。彼の行為が他人の利益に損害を与える、あるいは一般にそのように想定されるから非難されるのである。ミルはしたがって、賭けられるものが自らの私有物であるならば、この賭事師には責任がないと考えるのではないか。扶養義務違反の場合においてのみ、子供に対する責任が問われているのである。したがって、行為の内容を指示するのは、この場合においても行為の性質なのであり、決して関係する他人ではないのである。

　確かに一見他人が行為の内容を決める上で重要であるように見えるものがある。しかしその場合でも、たいていは他人が問題であるのではなく、自己の存在が問題なのである。「自分がしてもらいたいことを他人に為せ」とか、「自分がしてもらいたくないことを他人にするな」というような権利と義務の相互的な互恵主義に根ざす責任がそうである。しかし、これは自己の存在の防衛に基づくものなのである。また、プラトンに代表されるような自己完成をめざす完全性の倫理学と特徴づけることができる従来の倫理学は、遠い、原型の世界であるイデアの世界を想起し、それをめざしてエロースの翼に乗って上昇するという過去方位的な倫理学であり、人間相互の共同体関係は無視されていると言える。これらは明らかに自己関係的な態度に基づく責任と言えるのである。[15]

　ヤスパースの「実存的交わり」において、私と他者は責任関係の中に入るということが指摘されていた。これは相互の実存を求めての連帯ということであり、ここには他人の存在を引き受ける責任を見ることができる。さらにブーバーの責任概念をあげることができる。ブーバーもまたこれまでの責任が空虚であるとして次のように言う。[16]「責任という概念はあの特殊倫理の領域、空中を自由に漂っている当為の領域から、現実に生きられる生の領域の中へと取り戻されるべきである」。そして「真の責任は応答 (Antworten) が現実に行われるところにのみ存在する」という。応答とは、汝の呼びかけに答えること、すなわち他者の他者性を認めること、他者

---

(15) Vgl., H.Jonas, Ebd., S.225-30.; M.Scheler, *Liebe und Erkenntnis*, Gesammelte Werke, Bd. 6, Bern 1963, S.82-90.
(16) M. Buber, Zwiesprache in: *Werke Erster Band,* München／Heidelberg, 1962, S.189f.

の存在を決して自己の圏域の中に入らない存在として認めることである。「一匹の犬がきみを見つめた、きみはその眼差しを責任する、一人の子供がきみの手をつかんだ、きみはその接触を責任する、人々の群れがきみの回りにひしめいている、きみはその人々の困苦を責任する」。このように、対話的責任の概念は近代的自我の立場を否定し、汝を「そこに da 存在 sein」させることである。そして責任ある者とは個人を越え出た関係空間、「誠実−信頼」という実在的関係空間の中で生きる人のことなのであり、関係空間を持続させることが責任を現実化させることなのである。責任とは自己関係的であるのではなくて、他者との関わりの中に実在するというのである。「責任はある一人の、本源的に、すなわち、私に従属しない領域から、私に語りかけ、私がその人に答弁しなくてはならない人を前提する」[17]。これらの責任概念はヨナスの責任概念と同じものなのだろうか。さらに考察する必要がある。

3) 番人の責任——非相互的責任

しかし、「私の力の及ぶ事象に対する責任」ということだけではまだヨナスの責任概念を十分に言い当てたとは言えないであろう。ヨナスは、ただ因果的責任に対して、人格的責任と言っているのではない。人格的責任といっても、ただ人格に対して自主的にそれを引き受ける覚悟ということを意味しているのではない。ヨナスは、それ故に、遡及しながら帰せられる事後の責任ではなく、「為すべきものを告げる責任」と言うのである。しかもこの「為すべきもの」とは、単に未来に向けられた責任の配慮という意味だけではない。もしそれにすぎないなら、ヨナスの責任はなんら新しい概念とは言えない。というのは行為の結果に対する責任も、それが内面化していくことにより、行為の内容を指示すると言えるし、行為の性質に対する責任、行為の作者であることの責任、作者であることを自ら選んだ責任、それらは、行為の内容へと関わるからである。なぜなら、ヤスパースの責任にみられるごとく、責任存在であることの自覚は第一義的には自らが引き受けて生きていく覚悟であるとしても、この覚悟は同時に何が為されるべきか徹底的に開顕化する闘争へと導くからである。避けることのできる負い目は避けていこうとするからである。その過程の中で為さざるを得ないという必然性をもって行為が選びとられるというのだからである。それでは「為すべきもの」とは何を意味するのであろうか。

---

(17) M. Buber, Die Frage an den Einzelnen, in: *Ebd.*, S.222.

そもそもヨナスはなぜこのような責任の概念を考えたのであろうか。それは、すでに考察した通り、ヨナスは現代の技術世界においては、未来の人間が問題であると考え、未来の人間を考慮の対象にするような倫理学の原理を求めたからである。しかし未来の人間に対する責任を従来の責任概念──わたしの義務は他人の権利の反対像であるという互恵主義に基づいた理念──からは取り出すことができなかった。未来の人間を行為の考慮の対象に入れるためには、従来の権利義務の相互的な責任の観念では不可能であった。というのは未来の人間は存在しない故に権利を持ちえないからである。「それが存在するならば、それは権利を持つかもしれない。しかしそれがいつか存在するであろうという可能性だけでは権利を持たない」(V84)。将来の倫理学は、「まさしくまだ存在しないものと関わらなければならない。そしてその責任の原理は、権利のあらゆる理念からと同様に、また互恵主義からも独立であらねばならない」(Ebd.)。

　従来の倫理学において互恵的でない責任の例として子孫に対する義務をヨナスは挙げている。「伝来の倫理学においてもすでに、本質的に互恵的ではない自発的に承認され、実行される責任と義務の場合がある」(Ebd.)。子孫に対する義務は、「責任一般の理念の根源」(V85)であるとヨナスは言う。したがって、ここでモデルとなるのは、力あるいは能力が明らかに相違している同等でないものの間の関係である。そして、この関係においては「力は客観的に責任となり」(V175)、力の勝っている者が責任を持つことになるという。このように、非相互的関係においては、責任は力と結びついている。「責任は力の相関概念である。その結果、力の範囲と種類とが責任の範囲と種類とを規定する」(V230)。そして、この力が科学技術を掌握することにより、質的に変化したというのである。「力とその絶えざる実行とがある次元に成長すると、その時責任の大きさだけでなくて、責任の質的本性が変化する。その結果、力の行為がSollenの内容を生産する」(Ebd.)。

　ヨナスはつぎのようにアーベルとカインの場合にふれて言う。「神は彼を責任の喪失ではなく、兄弟殺しで訴える」(V177)。すなわち彼が責められているのは、殺人であり、責任の放棄ではない。それは、同等のものの間の関係だからである。同等のものの間の関係においては責任は厳密な意味で存在するかどうか疑問であるとヨナスは言う。将軍アガメムノンが責められなければならないとしたら、それは殺人ではなく娘イピゲネイアに対する責任放棄、無責任に対してである。このように、ヨナスの言う責任とは、非相互的な関係、すなわち「他者の無事、利害、運命が、

事情あるいは取り決めによって、私の保護の中へ入ってくる、それについての私の支配が、同時にそれに対する私の義務を含んでいる」(V176) 関係において成立する責任なのである。責任とは、私の行為の内容、実質である「為すべきこと」(それが存在すべきということ) を、責任の対象が義務づける (行為しなさい) ということなのである。「責任の概念は Sollen の概念を含んでいる」(V234)。それ故に、「番人の責任」、「受託者の責任」と言われるのである。

　そうであるとするならば、さきに指摘したヤスパースの実存的交わりにおける他者の実存に対する責任とは異なると言える。というのは後者においては、自由な自己存在としての二者の間での「根拠の無い愛」が相互の責任を基礎づけるからである。ここには行為の内容を責任の対象が義務づけるということはないのである。ヤスパースにおいては自由と責任とが結びついている。「自由」と「力」との違いは、自由が自己関係的であるのに対して、力は自己の外への働きということである。またブーバーの責任とも異なるのである。ヨナスは言う、「一つの願いは、それがどんなに心を動かすものであったとしても、義務づけることはない。かくして同情、憐びん、……とりわけ愛についてはここでは語られない」(V235)。このように、ヤスパースやブーバーの責任は、カントの帰責能力の主体としての自律を通して、個人の自主性、主体性という意味を強く持つと同時に、他者へ向かうものとして責任概念に言及していたが、その根底には愛をおくものであった。したがって、番人であることの条件の「義務の関係」を含むものではない。

　従来の倫理学においてなぜこのような実体的な責任が問われることなく、そして責任が倫理的理論の中心に位置しなかったのだろうか。それは時間性の概念に欠けていたからである。すなわち、プラトンに代表されるこれまでの存在論は、生成と時間の世界に属さない完全な存在への憧憬という永遠の存在論である。したがってその対象である永遠なものは、時間がなにも影響を及ぼさない故に、責任の対象ではない。「プラトンの立場は明らかであった。彼はたとえば永遠が時間となるということを欲しなくて、エロースの媒介において時間的なものが永遠となるということを欲した」(V227)。「時間性でなく永遠へ向けられているプラトンのエロースは、その対象に対して責任がない」(V226)。このように完全性を希求する倫理学においては、各々の今に現存している「垂直的なもの Vertikale」、永遠なものの中に本来的なものを見る故に、徳が持続性の最上の保証として求められ、未来に対する責任

はむしろ不遜であるとみなされたのである。反対に、ヨナスはなぜ未来の人間に対する責任を主張するのかというと、それは生を存在と無との間の振動として、そして時間的現象を行為による自己維持としてとらえ、ここに完全性の基準を求めるからである。ヨナスはつぎのように言う。「時間が何も影響を及ぼさず、何も身に降り懸からないようなものは、責任の対象ではない。永遠のものは責任を必要としない。……人はただ変わりうるもの、堕落や没落によって脅かされたもの、簡単にいうと過ぎ去りいくものに対してだけ責任がある」(V226)。種の維持を配慮することは時間性への「憧憬 (Durst)」なのである。そしてこの責任の原型は、乳児に対する親の責任にあるとする。「乳児において模範的に示されたことは、責任の場所が生成のなかに浸された、過ぎ去りゆくものに委ねられた、破滅によって脅かされた存在であるということである。永遠の相のもとにではなく、時間的相のもとに責任は事物を見なければならない」(V242)。そして、ヨナスは自らの立場を時間の存在論と呼んでいる。「われわれの存在論は永遠の存在論ではなくて、時間の存在論である。……それと共に初めて責任能力が支配的原理となる」(V226)。ここに、初めて、存在を時間的な「儚いもの」、「傷つき易いもの」としてとらえ、しかも「水平的なもの (Horizontale)」、「生成するもの」のなかに人間の憧憬を求め、種の維持を歴史的責任とする倫理学が出現したと言える。

　人間は常に人と人との関わりについて考えてきた。個別的な存在がいかにしてその個別性を越えて他者と関わり、社会を形成し、人間という種を存続させるか考えてきた。したがって、倫理学はそもそも人と人との関わりを問題にする。しかし、その関わりを問題にするとはいえ、従来の倫理学は、自己関係的であり、他者を自己の「財産管理 (Sachwaltung)」(V175) の中に取り入れることはなく、他者に対して責任を負うというものではなかった。それに対してヨナスのそれは考察してきた通り、その対象から行為を義務づけられるという「番人」の責任なのである。それは、現代の科学技術が我々の生を宇宙的破局へ導いているという「危険の発見学」の教えるところから帰結する新しい倫理学の原理なのである。ヨナスの責任概念は、実体的であり、他者に対するものであり、かつ未来に向けられたもの (Fernverantwortung) なのである。

---

(18) 注15を参照されたい。
(19) Vgl. H.Jonas, *Organismus und Freiheit*, Vandenhoeck,1973, S.15.; *Das Prinzip Verantwortung,* S.156f.

III　未来倫理の存在論的基礎づけ

　「存在から義務を導き出すことができない」という教義は、「いかなる形而上学的真理も存在しない」とともに、現代の最も堅固な教義とされている。ヨナスはこの教義を次のように批判する。この存在の概念は中立化の中で構成されているので、義務を導き出すことができないというのがすでに同語反復的な帰結なのだということ、従ってこれを普遍的公理にすることは特定の形而上学を反映しているというものである。「形而上学的真理は存在しない」も、同様の同語反復的誤謬をおかしている、というのは、これもまさに物理的諸対象としか関わらない科学的真理という特定の知を前提として、科学的真理は形而上学的真理に到達しない故に、というに過ぎないからである。(20) そしてヨナスは、「自然についての哲学」を通じて、「科学的に確証される〈存在〉と道徳的拘束力を持つ〈当為〉との橋渡しをしなければならない」(Ix)(21) と言う。そこで、本節は、ヨナスのこの「橋渡し」について考察する。

1）価値真空状態
　「現代人は無関心な (indifferent) 自然の中に投げ込まれている。[この] 場合にのみ、絶対的な真空、真に底なしの深淵がある」(G338)。——ヨナスもまた、現代の精神的状況をニヒリズムと捉え、それを価値相対主義という真空状態として特徴づける。これは自然観の変化に由来する。「自然観の変化、つまり人間をとりまく宇宙についての見方の変化が、現代の……ニヒリズム的な含意を生み出した状況の根底にある」(G325)。すなわち、近代の自然科学的自然観は、「尊重しなければならないものとして自然について考えるどのような理論的権利をも、われわれに決然として拒む。——この自然観は、自然を必然性と偶然性について無関心なものへと還元し、自然から目的のもつ尊厳を奪ってしまった」(V29) ということなのである。近代自然科学とは、有機体を生物化学的に機械的に解釈し、因果的物質的要素の部分にだけ還元しようとする立場のことである。この結果、自然から一切の霊的なものが奪い取られ、擬人観やすべての目的論は追放されることになった。それは自然が関心を持たない存在、「価値について中立」となるということである。「自然の無

---
(20) Vgl.V. S.92f.; G.E.Moore, *Principia Ethica,* Cambridge,1903.
(21) I= *The Imperative of Responsibility,* U. of Chicago Press, 1984（英語版）

関心は、また自然が目的というものに全く無縁であることを意味している」(G323)。そしてその結果、「続いて、人間も同様に中立となった。こうして、われわれはむき出しのニヒリズムの中で震えることになる。ニヒリズムでは、最大の力が最大の空虚さと組み合わされ、最大の能力が、この能力が何のためのものかについての最大の無知と組み合わされている」(V58)。それは次のようだからである。「擬人論が自然の概念からあまりに徹底的に放逐されてしまったために、もし人間がこの自然の単なる偶然事であるならば、もはや人間についても擬人論的に考えるのをやめなければならなくなる。人間は無関心なものの所産である以上、その存在も無関心でなければならない」(G339)。そして次のように終結する。「自然が人間に敵意も好意も示さず、全く無関心であること、ここにこそ真の深淵がある。人間のみが配慮する。彼は有限であるが、その有限性が直面するものは死以外には何もなく、彼とともにあるのはみずからの偶然性と彼の意味投企の客観的な無意味さ以外には何もない——これこそ、まさに前代未聞の状況である」(ebd.)。

ヨナスは、この現代人の当面しているニヒリズムと孤独の状況に対し「実存主義はそれとともに生きようと試みている」(G322)にすぎないと言う。さらにヨナスは、実存主義が自然の価値を低下させたり、自然をおろそかにしたことを指摘する。「実存主義ほど自然に無関心な哲学はかつてなかった。ここでは自然にはいかなる尊厳も認められていない」(G337)。結局ヨナスによると、「実存主義の本質は一種の二元論であり、人間と世界の疎遠化、同族である宇宙という観念の喪失」(G325)なのである。そしてヨナスは、このような世界忘却の歴史、生命忘却の歴史とみなされる西欧の状況の中にあって、精神と物質、自己と自然の対立として生き続けている人間と世界の異質性というこの対立を取り除こうと努力する。それが彼の説く哲学的生命論なのである。これは、還元し得ない独自な価値を持った人間の内面性がそのものとして保たれているような仕方で、それを自然に編入することの企てである。[22]

2) 哲学的生命論

ヨナスは、次のように言う。「自由の概念は、われわれが生命と名づけるものの解釈のためにアリアドネの糸として奉仕することができる」(OF14)。「自由の

---

(22) Vgl. Franz Josef Wetz, *Hans Jonas zur Einführung,* Junius, 1994, S.69f.

概念において、われわれは生命の解釈のための導きの概念を持つことができる」(OF130)。しかし、われわれは一般的には「自由という概念は精神や意志の領域において出会う」(OF13)ものと考えている。何故、自由の概念が生命の解釈のためのアリアドネの糸となるのだろうか。

ヨナスは、「有機体において初めから〈精神〉が形成されていた、そのとき自由もまたそうだ」(Ebd.)と言う。「精神とは関係性である」とキルケゴールは規定した。[23] ヨナスは、「生命とは本質的に何かへの関係性である。そして関係そのものは超越性を含み、関係を維持するものの側で自己を越え出て示すことを含む」(OF16)と言う。すなわち、ヨナスによると、「生命」は「関係性」であり、「関係性」である故に「精神」であり、それ故「自由」ということなのである。このように有機体は、その太古における出現において、生命として、すでに精神であり、自由であったというのである。そしてつぎのようにヨナスは言う、「生命そのものの根底にこのような超越やそれを分節する両極性が居合わせていることを示すことに成功するならば、精神が有機的存在の中に具象化されているという主張を真にするのである」(OF16)と。

それでは生命の根底にこのような関係性はいかにして現象するというのだろうか。それが物質代謝 (Stoffwechsel) という現象なのだとヨナスは言う。「物質代謝は有機体の特徴的可能性、物質の世界のなかで主権を有する出来事」(OF132) なのである。物質代謝とともに、世界の中に自由が入ったというのである。有機体の出現はそれ自身自由の最初の形式なのである。ヨナスはつぎのように言う。「多くの読者にとってこのことは奇妙に聞こえるかもしれない。……なぜなら自由とほとんど関わりのないものが、おのおのの普通の理解ではわれわれの身体の盲目の機械として、〈自由〉という言葉と結びつく意欲や選択とは全く関わりのないものが」(OF13) 自由とされるからである。[24]

a) 物質代謝と形式の自立性

物質代謝とは、有機体が生命を維持するために体内に必要なものを取り入れ、体内で不必要になったものを体外に排出することである。生命現象とはこの盲目の機械的現象であると考えられている。しかし、ヨナスは生命が物質の機械的置き換え

---

(23) Vgl.S.Kierkegaard, *Krankheit zum Tode*, Eugen Diederichs Verlag, S.8.
(24) 注32参照。すでに、ヤーコブ・フォン・ユクスキュルは、生物は機械と比較されるのではなくて、ただ機械を運転する機関士と比較されなければならないとし、主体であると主張している。

の結果であるとは考えない。そうではなく物質の置き換えの原因が生命なのだと考える。「形式は質料を集めることの結果ではなくて、その原因である」(OF125)。つまり生命は、物質から独立の「能動的統一」という固有の形式をもつということなのであり、それが物質代謝ということなのである。「生命の形式の固有性は第一に次のことに示されている。形式が自らの質料的存続を引き続き保つだけでなくて、周囲世界を絶えず受け取り、切り離すことによって質料を交換するということである」(OF127)。「物質の固定した同一性からみると、生命の形式は、質料が空間−時間において通過する領域にすぎない。……しかし形式の運動的同一性からみると、生命の形式は関係における現実性である。形式は世界物質をして受動的に自己を貫流させるのではなくて、世界物質を絶えず自分の中に引き入れ、突き放しながら、物質から構成されている。生命のないものにおいては、形式は永続する物質が、変化し、その都度構成する状態、偶然以外の何ものでもない。能動的有機的形式である生命体においては、逆に質料の内容が交換するということが、同一にとどまる存在の状態である。……より正しくいえば、生命形式は質料が通過する領域ではなくて、質料の存続が次々と継起することが、形式が形成されていく過程のための通過する相なのである」(Ebd.)。このような生命の形式である「能動的統一」が「個体」だとヨナスは言う。「統一はここにおいてはさまざまに変わる多様性を媒介として自己を一つにすることである。自己性はそれが続く限り、絶えず自己を新しくし続けることである。……生命の能動的自己統一だけが、個体という言葉に実体を与える」(OF124)。しかもこの個体とは自己を維持する過程なのであり、その過程において物質と二重の仕方において個体は関係している。「この存在論的個体、そのそれぞれの瞬間における実存、その持続と持続における同一性、これらは、本質的にそれ自身の機能、それ自身の利害、それ自身の常なる実行である。自己を維持する存在のこの過程において、有機体がおのれの質料的実体へ関係する仕方は、二重の仕方である。質料は、有機体にとって、種のレベルでは、本質的であり、個体のレベルでは (der Diesheit nach)、偶然的である」(OF125)。

　ヨナスは、生命の形式の固有性であるこの「能動的統一」の直観的モデルとして、水や空気という質料を媒介として為される「波」を挙げている。「私の思い違いでなければ、波が、このように記述し得る、間接的秩序の実体に対する第一のひな形である。波が次々と進みながらそこから構成されている振動する統一は、その運動を個々にやり遂げる。そして振動する統一の各々はただ一瞬、個々の波の合成に参加

している。それにも拘らず、この個々の波は広がる流れの包括的形態として己の固有の統一を持っている」(OF121 f.)。

　生命が独自の機能的同一性を持っているということを、ヨナスは質料と形式（形相）というアリストテレスの形而上学的区別を用いても説明している。「形式——すなわち自立的な、それ自身で働く形式——は、生命の本質的特徴である。初めて存在の王国の中に、生命のないものに対しては単なる抽象［的相違］であるもの、質料と形式の相違が、実在的相違として現れる。しかも存在論的関係を完全に転倒して。形式は本質（Wesen）に、質料は偶然（Akzidenz）の存在になっている。存在論的に表現すると、有機体の形成において、質料的要素は、実体であることをやめる、そして今や基体（Substrat）である」(OF125 f.)。実体とは自立的に存在するものであり、基体はただそれのにない手にすぎない。すなわち、生命において主権を有するのは、物質ではなく、形式ということなのである。

　以上のようにヨナスは物質代謝を「形式の質料との直接的同一性からの解放」と解釈することによって、同時に、精神と結びつくとされていた自由を、生命過程そのものの中に持ち込むのである。「最初の一歩は、物質代謝を媒介としての質料との直接的同一性から、形式を解放することである」(OF128)。しかもこの有機的自己同一性は、瞬間、瞬間の自己同一性である空虚な自己同一性と異なり、あの「波」に示される如く「その都度居合わせ、消えていく基体の集団的同一性を乗り越える、変化する連続を包越する全体の内的同一性」(OF136)である。従って生命の始まりにおいて、すでに「内面性」が措定されていたということである。それ故、ヨナスによると、われわれ人間だけでなくて、もっとも単純なものに至るまでのすべての有機体が、内面性、主観性、自由を所有していることになる。ヨナスは、人間を植物や動物の段階へと引き下ろすのではなくて、逆に後者を人間の水準へ高めるのである。従ってヨナスの中心的テーゼは次のようである。「有機体はその最低の形態においてもすでに精神を準備し、精神はその最高の到達においてもなお有機体の部分である」(OF11)。かくして、人間と自然を質的に区別する概念であった自由が、生命のないものから生命あるものへの移行を特徴づけるもの、生命体に固有の存在様態ということになる。「自由は生命そのものの存在論的根本的性格である」(OF131)。

---

(25) 周知のようにラテン語の実体には、自立的なものと基体という二つの意味がある。

このことから、次の二つのことが帰結する。第一に、生命は、機械的なものによっては説明されえないということ、物理的なものや生物化学的なものに解消されない独自なものということである。従って、自然科学的生物学は、生命をとらえることはできないということになる。第二は次のことである。なるほど、生命の観点の導入により、人間と自然の対立は乗り越え可能となる。しかし、それでは、精神と物質の二元論が、有生、無生の二元論に置き換えられたにすぎず、依然、世界は二元的なものとして分離、対立したままなのではないのだろうか。ヨナスは、その問題をふまえて以下のように言う。この内的同一性としての自己の概念の導入は、それと同時に「現実の残余からの自己孤立化」(OF130) をもたらした。そして、自我は個別性と異質性により、事物の全体との緊張におかれざるを得ないと。他者である世界との対立なしには、如何なる自我性もありえないのであり、自我性であることは孤立化のリスクを持つということなのである。「自己と世界、内と外のこの両極性において、それは形式と質料の両極性を補い得るのであるが、自由の根本状況が、自由のリスクと困窮の一切とともに潜在的におかれているのである」(Ebd.)。そこで、つぎに、生命と物質の修復関係が問われることになる。

b) 形式の依存性——困窮する自由（bedürftige Freiheit）

ヨナスは、形式の自立性とともに、形式が持つ物質への依存性について述べている。「形式の自立性は分離した存在を意味しない。質料と形式のその都度具体的な統一は、廃棄することのできない世界性格 (Weltcharakter) 一般である」(OF126)。世界性格とは、有機体の形式が質料的基盤と重なることにおいて持つ統一のことである。生命は、その自由を物質代謝の必然性に従う限りにおいて持つということである。従って、物質代謝とは、その質料を交換するという形式が持つ能力だけではなくて、「同時にまた欠くことのできない必然性 (Notwendigkeit)、すなわちこの交換を行うことを意味する」(OF132)。言い換えるなら、物質代謝の必然性に従うことなしには、有機体はいかなる固有の自由も持ちえないということである。従って、この自由には「己の影としての必然性が分離しがたく付着している」(Ebd.) のである。

この物質への依存性ということが、生命の形式である自由の性格を「必然的」、「二律背反的」たらしめるのである。「物質代謝、有機体の特徴的可能性、物質の世界における主権を有する出来事は、同時にそれが強制的に課せられてあるということである。彼は為し得ることを為し得るが、彼が存在する限り、彼が為し得ることを

為さないことはできない。能力を所有することにおいて、存在するために、彼はそれを証さなければならない。そして存在することをやめることなしには、これをすることをやめることはできない。行為の自由、しかししないことの自由ではない」(OF132)。すなわち、この自由は絶対的自由ではなく、「困窮する自由」だということなのである。生命は物質から独立し自由であるが、生命であるためには、すなわち存在するためには、物質をなしで済ますことはできない、その意味で「困窮する自由」なのである。「自由の為し得る ("kann") が為さざるを得ない ("muß") である」(Ebd.) とヨナスは言う。

　しかもこの「為さざるを得ない」とは、存在そのものが生命に与えられたものではなく、「絶えず課せられた可能性」になっているということを意味している。すなわち、生命は存在と非存在との緊張のなかにおかれ、深淵の上を浮遊しているということなのである。しかもこのことは自由の特権に由来することだとヨナスは言う。「自由の特権は、困窮の重荷を負わされている。そして現存在が危険にあることを意味する。なぜなら特権のための根本条件は次の逆説的事実の中にあるからだ。すなわち生命体は分離の根源的行為によって自己を事物からなる自然全体の中へ普遍的に組み入れることから解き放し、世界に対立して自己を措定し、現存在を所有することの無差別な保証の中へ、存在あるいは非存在という緊張を導き入れた。……かくして存在と非存在の間の浮遊の中で有機体はその存在をただ条件付きで取消があるまで所有する。物質代謝のこの二重の観点とともに——物質代謝の能力 (Vermögen) と物質代謝の必要 (Bedürftigkeit) ——世界の中に非存在が存在そのものの中に含まれた二者択一として現れた。そしてこのことによって〈存在すること〉は初めて強調された意味をもつ。すなわち、その否定の脅かしによって存在はここに地歩を確保しなければならない」(OF15)。

　かくして生命にとって非存在の可能性が本質的となる。ヨナスは言う、「生が死すべきものということは、なるほど生の根本矛盾である。しかしそれは生の本質に離れがたく属していて、決して生から奪い取ることのできないものである。生は生であるけれども死ぬのではなくて、その根源的構成にしたがって、生であるが故に死ぬのである。なぜなら、このような取消がある、保証されない仕方は、そこに生が基づいている形式と質料の関係だからである。生の現実、それは機械的な自然に逆説的であり、絶えざる矛盾なのであるが、根底において絶え間のない危機である」(OF16) と。すなわち「できる」とともに、非存在が、「無」が入り込んだのである。

しかしこの「質料への困窮する自由の関係」(OF125) において、生命の世界や未来への関係が開かれる。

3) 当為の存在論的基礎づけ

「存在論的基礎づけ」とはなんだろうか。例えば、「食べなければならない」という命題は、「働かなければならない」という命題と異なり、存在論的に基礎づけられた事態であるとヨナスは言う。それは、物質代謝の存在としての構造のうちに存在論的根拠を持つからである。従って「食べなければならない」ということの存在論的必然性は無条件であり、どんな例外をも許容しない。ヨナスは次のように言う。「存在論的基礎づけは、物質代謝が有機体に分けがたく属するように事柄の存在（有機体）に分けがたく属している固有性（物質代謝）に、関連づけることである」(PU129)。それでは、当為（べき）はいかにして存在論的に基礎づけられるのだろうか。しかし「義務」とは一つの事態であるのだろうか。「べき」は「である」に還元されるだろうか。ヨナスは次のように答えている。「存在は、それが何であるかということについてだけでなくて、われわれがそれに何を負っているかについても知らせる、という私の形而上学的信仰が知られている」(PU130)。

すでに次のことが考察された。有機体の固有性は自由であるということが、しかもこの自由は必然性と二律背反的に結びつくということが、である。しかし、自由が必然性と結びつくということはどうしてなのだろうか。ヨナスは次のように言う。「自由とは客観的に区別することのできる存在様態の標識である。すなわち、有機体そのものに当然与えられる、そしてその限り有機体という種のすべての仲間に与えられる実存する仕方である。さしあたりとりわけ単に身体的事実に関係させられ得る存在論的に記述可能な概念である」(OF14)。つまり、有機体に固有の自由とは、ハイデッガーの基礎的存在論の意味における「存在論的自由」だということである。

ハイデッガーは、カント以降、自由は人間の一特性となったとし、「自由は人間の一特性である」とする考えを、先入見の最たるものと批判し、「自由、人間の特性ではない、そうではなく、人間、自由の所有物[26]」と言う。ハイデッガーによると、自由は、単に内面的、心理的、道徳的なものではなくて、「存在するものを在らしめることとして開示される」、つまり存在論的（真理論的）自由なのである。ヨナスもまた、ハ

---

[26] Martin Heidegger, *Schellings Abhandlung über das Wesen der menschlichen Freiheit (1809).* Hildegard Feick, 1971, S.11.

イデッガーに倣い、自由を、人間の一特性でないとする。自由は人間の意欲と結びついた、主観的な現象にすぎないのではないということである。

それでは、存在論的自由であるとされることにおいて、何が帰結されるのだろうか。それはこの自由が、無拘束な内面的自由と異なり、必然性という性格を持つということである。ハイデッガーは言う。「自由はなすこともでき、なさないこともできるという無拘束な状態ではない。しかし自由はまた単に、要求されたものや必然的なものに対して、あらかじめ準備していることでもない。自由は何よりもまず、存在するものをそのものとして開披することに関係していることである」。ヨナスもまた、これに倣い、「行為の自由、しかししないことの自由ではない」(OF132)と言う。すなわち、すでに考察したように、必然性、「為さなければならない」が、この自由「為しうる」には結びついているということなのである。そうであるとするなら、有機体には、自由と必然性が分けがたい属性としてあるのだから、「当為(べき)」をこの固有性に関連づければ、当為の存在論的基礎づけは可能となる。それでは義務はどのように導出されるのだろうか。

自由と必然性がアンチノミー的にあるということは、存在は強制されているのでもないし、盲目的であるというものでもなく、「課せられている」ということである。それでは、善そのものである自然目的を追求してやまない「欲する(Wollen)」から意志に対して特定の目的を命じたり禁止したりする「べき(Sollen)」への移行はどのようにして起こるのだろうか。それは、人間的意味における「力(Macht)の現象によって媒介されている」とヨナスは言う。次のようだからである。人間以外の自然にあっては、「存在が持つ内的な当為」(V232)が充足している。それ故、すべての生物が自然目的を盲目的に追求し、自然はよくバランスをとって共生している。ところが、「人間の能力は人間にとって宿命である」(Ebd.)。それは、人間においてだけ、力(Gewalt)は知と恣意によって結びつき、全体から解放され、人間と自然にとって不幸な結果を招くようになるからである。つまり、ヨナスはここで科学技術の能力を考えている。「われわれの命題では、〈できる〉とは諸々の因果的帰結を世界にもたらすわれわれの〈できる〉のことである」(V231)。すなわち、集団的、累積的、共働的な科学技術の能力である。それは個々の手を離れ、未来に射程距離

---

(27) Martin Heidegger, *Vom Wesen der Wahrheit* in: Gesamtausgabe, Bd. 9, 1976, S.189.
(28) ヨナスは、『責任という原理』の冒頭で、解き放たれたプロメテウスに「自分を抑えてくれ」と一つの倫理学を呼び求めさせている。(V.8)

を持ち、自然の秩序を侵害し、人間の種の存続を危うくする力である。それだけではない。同時に homo faber の力も考えられている。その場合は、「事実的仕立て直し」（T102）としての能力である。しかし、それも人間の自由を阻害する専制的要素を持った技術の結果なのである。ヨナスは次のように言う。「いわば、われわれ自身の力（Macht）の様態を自動的な能力（Kraft）、すなわち、われわれ力の実行者が逆説的に隷属してしまう能力の種類へ事物化してしまうという強制的な要素である」（T51 f.）。だから、自らの力の自己統制として、「べき」が必要だというのである。「〈意欲〉と〈べき〉とを結びつけるのは力である」（V233）。そしてヨナスは、カントとヨナス自身が用いる〈できる〉という言葉の意味の相違に注意しながら、「私はなすことができる故に、私はなす。だからべきである（ich soll, denn ich tun, denn ich kann）」（V230）と言う。

　ヨナスは、「〈できる〉そのものが必然的に〈べき〉を持ち合わせている」（PU130）とも言う。従って、義務は、「人間においてのみ」、「人間の力の自己統御として、〈欲する〉から身をもたげてくる」ということなのである。そしてこの統御の根源は、有機体に分けがたく属している存在論的自由だということなのである。この「できる」が持ち合わせている「ねばならない」が「べき」として人間の「知と意欲と結びついた」能力に対する命令となるというのである。自然の秩序に対する畏敬が人間の科学技術の能力を抑制するということなのである。このように、ヨナスは、法則の内容（存在論的理念）を問題とするときに、存在論的自由を考え、「べき」を問題とするときには、われわれの〈できる〉を想定しているのである。ヨナスは、この能力のことを「知と意欲を持った行為の選択肢の間を選択することの能力である」（PU131）とも言う。しかし、人間がこの「選択の能力」という意味で自由を持ち合

---

(29) もとより、ハイデッガーの自由は存在論的自由だから、「存在せよ」が取り出せることになる。しかし、ヨナスは、ハイデッガーはこの自由を現存在に限定したために、そして、自然を結局「客観存在 Vorhandensein」にしたために、ハイデッガーにおいては、無関心の偶然性を帰結することになるというのである。そしてそこから、帰結する態度は、「飲みかつ食おう、われわれは明日死ななければならない」（G.339）ということである。
(30) 「カントでは個人の性向を義務に服従させる能力のことであり、……われわれの命題では諸々の因果的帰結を世界にもたらすわれわれの能力のことである。」Vgl. V. S.231.
(31) 周知のように、カントは「為しうるが故に、為すべきである」と、「いわば理性の事実」としての道徳法則を出発点に置き、道徳法則が自由の認識根拠であるとした。しかし、同時に、カントは「道徳法則は自由の存在根拠である」と言う。従って、「為しうるが故に、為すべし」ということになるが、カントは、自由に実践的実在性を与えただけで、道徳法則の内容は、理性の論理的一貫性から導き出している。

わせているとするなら、この自由とは何であろうか。それは為さなければならない自由ではない。それでは為さないこともできるという自由であろうか。それとも無知の故に為してしまう自由なのであろうか[32]。しかしいずれにせよ、この力に対して、道徳の原理として「責任」が登場するのである。「〈欲する〉と〈べき〉とを一般に結びつける力こそが、責任を道徳の中心に引きずり出す。」(V233)

　以上、ヨナスの自然についての哲学から「存在」と「当為」の「橋渡し」について考察してきた。精神と物体の二元論という西欧の支配的な精神史に対して、ヨナスの関心事は生命の観点を獲得することにあった。ヨナスはわれわれの身体を直接「証人」(OF124) として引き合いに出す。そしてこの身体という視座から調停されていない精神（自由）と自然（物質）の領域を一つにしようとする。人間の内面性がそのものとして保たれているような仕方で、自然に編入することがヨナスの哲学的生命論だと言える。ここに有機体の内在的目的論が現れる。自然秩序の承認ということから、ヨナスは現代のニヒリズムを克服しようとする。ヨナスはかかる自分の立場を「形而上学的信仰」(PU130) と名づけている。

4）目的論

　それではヨナスは、ニヒリズムを、価値真空状態をどのようにして解体するというのだろうか。それは、このニヒリズムが由来する近代的二元論を解消するということによって以外にない。それはどのようにしてなされるのか。ヨナスは、身体と精神というデカルトの二元論においては決して把握されることがない生命という現象に目を向ける。そして身体と精神という二つの認識様態の間を交代しながら、具体的に決して分離して存在することができないこの生命を把握しようと試みる。生命とは、デカルトがとらえたような機械的現象ではないのである。生命は目的を宿したものなのである。つまり、ヨナスは、進化論と近代が擬人的であると拒絶した目的論を結びつけることにより、人間、及び自然が目的を宿したもの、それ故に価値を宿したものということを論証することによって、近代的二元論を解消し、ニヒリズムの解体を試みる。そこで、次にこのヨナスの目的論について考察しよう。

　ヨナスは、まず第一に、近代的主観が無目的なものとして対象化したこの有機体が

---

(32) 例えば、カントにおける道徳法則が認識根拠とされるときの「自律の自由」と人間の意志に悪を帰すときの「選択の自由」という、自由の二義性のアポリアが、ここにおいても顔を出すように見える。

目的を備えたものであることを導き出す。それは、有機体にも人間と同じ内面性（形の・時間的・自己同一性）を認めることによってである。第二に、有機体が目的を備えたものであるということは、有機体が生みだした人間もまた目的を備えたものであるということ、価値を備えたものであるということ、したがってその実現を義務づけられたものであることを存在論的に基礎づける。第三にこの目的論を自然全体に拡げ、自然が目的を備えたものであるということ、それ故に自然秩序が存在するということを取り出す。「われわれは——究極的には倫理学のために——目的一般の存在論的な居場所を、主観という突端にあらわとなるものから、広大な存在という広がりのなかに隠されたものへと拡張したい」(V138)。それぞれについて考察しよう。

　N・ハルトマンは、目的論を、過程の目的論、形式の目的論、全体の目的論に区別している。ヨナスの目的論もこの三つのタイプにおいて展開しているといえる。ただし、著作により、順次移行が認められることが指摘されている。まず、個々の生物の成立と展開に関わる目的論。次に世界の展開、そして人間の成立に関わる形式的目的論。この目的論にしたがうと、自然は、より先なるものが、より後のものを、より低いものは、より高いものをそれ自身のうちに含んでいる。第三に、現実の世界に最上の、あるいは創造的な根元力が前もって秩序づけられているという、全体の目的論である。[33]

a) 有機体

　まず、ヨナスは、有機体を考察し、近代的二元論において分離された人間と生命の間の存在論的相違を撤廃する。すなわち、有機体もまた、人間と同じように、身体性だけではなく、内面性、それ故に自由や精神性を備えた存在だということ、内面性を持つとは、それ自身目的を持った存在であるということ、それ故に、単なる対象としてのみ取り扱われてはならないもの、「主権」を持つものということを導き出す。生命そのものとともに、内面性である内的同一性がこの物質界、すなわち瞬間的・空虚な・質料的自己同一性からなる世界に登場したということなのである。「均質の相互連関する存在者の宇宙の中で、徹底的な個我性と異質性が有機体の自我性

---

(33) *Ebd.* S.316f.　Vgl. N.Hartman, *Teleologisches Denken,* Walter de Gruyter, 1966, S.7ff.; W.E.Müller, *Der Begriff der Verantwortung bei Hans Jonas*, Athenäum, 1987, S.88-110.; B.Wille, *Ontologie und Ethik bei Hans Jonas*, J.H.Rölle, 1996, S.86-91.; F.J.Wetz, *Hans Jonas zur Einführung,* Junius, 1994, S.78-85.

を特徴づける。瞬間から、瞬間へ形作られ、いつも新たに主張している自己同一性は、事物の全体との本質的緊張の中にある」(OF130)。

　ヨナスは、進化論にしたがい、人間と動物や植物との間に質的な相違というものを想定せず、同じ有機体という立場に立つ。「有機体はその最低の形態においてもすでに精神を準備し、精神はその最高の到達においてもなお有機体の部分である」(OF11)。しかしこのことは人間を動物や植物の段階へ落とすことを意味するのではなくて、逆にこれらのものを人間の地位にまで引き上げることを意味している。生命の始まりにおいて、すでに内面性が指定されていたということである。

　すでに、ユクスキュルも、だにのような生物も機械ではなく、機関士であるということ、内面性があるということを指摘していた。(34)しかし、ユクスキュルにおいては、人間以外の生物は、内面性を持つとはいえども、環境世界束縛性なのであり、身体を所有して自由に振る舞うことはできない。それができるのは、世界を世界として開放することのできる人間だけなのである。ところが、ヨナスは、この能力——自由——がすでに有機体にあるというのである。自由とは「生命そのものの存在論的根本性格」(OF131) というのである。それ故に、ヨナスは「自由の概念は、われわれが生命と名づけるものの解釈のためにアリアドネの糸として奉仕することができる」(OF14) と言う。

　ヨナスは生物もまた内面性を持つということを有機体の特徴である「物質交代 Stoffwechsel」という現象に見ている。「〈もっとも単純な〉実在する有機体のなかに、すなわち物質交代を営む有機体、しかも自立しながら同時に欠乏・他者依存的でもある有機体のなかに、すでに自己性や世界や時間の地平が、存在か非存在かという激しい選択肢のもとに、精神以前の形でも兆候を見せている」(V144)。すなわち、ヨナスによると、物質交代とは、「有機体の特徴的可能性、物質の世界の中で主権を有する出来事」(OF132) ということなのである。

　物質交代とは、ヨナスによると「形式の質料との直接的同一性からの解放」ということである。そして「形式は質料を集めることの結果ではなく、その原因である」(OF125)。そしてこの生命の形式である能動的統一が個体だというのである。しかし、ヨナスはこの内的同一性としての自己の概念の導入は、それと同時に「現実の

---

(34) Vgl., J. v. Uexküll, *Streifzüge durch die Umwelten von Tieren und Menschen,* Julius Springer, 1934, S.3-10.; 邦訳：ヤーコプ・フォン・ユクスキュル、『生物から見た世界』、新思索社、15～24頁。

自己以外の残余のものからの自己孤立化」(OF130) をもたらしたと言う。そして自我は個別性と異質性により、事物の全体との緊張におかれざるを得なくなったのである。他者である世界との対立なしには、いかなる自我性もあり得ないのであり、自我性であることは孤立化のリスクを持つということなのである。「生命とは本質的に何かへの関係性である。そして関係そのものは超越性を含み、関係を維持するものの側で自己を越え出ていくことを含む」(OF16)。

　ヨナスは、すでに考察したように、この自由を「困窮する自由」と定義する。それは、生命がその自由を所有するのは、生命が物質交代の必然性にしたがう限りにおいてだからである。したがって、この自由には「おのれの影としての必然性が分離しがたく付着している」(OF132) のである。この自由は「同時にそれが強制的に課せられているのである」(Ebd.)。それ故に、ヨナスの言う有機体に固有の自由とは、ハイデッガーと同じく「存在論的自由」なのである。したがって、人間の特性としての自由ではない。「行為の自由。しかししないことの自由ではない」(Ebd.)。「為し得るが、為さざるを得ない」(Ebd.) ということなのである。

　ヨナスはこれを生命の自由のアンチノミーと名づけている。「これは生命の根源にある自由のアンチノミーである」(Ebd.)。このアンチノミーは世界を自己のものとすることによってのみ克服される。すなわち、世界と表象的に関わるのではなくて、世界を感性的に現在化させるとき——それは生を意味するのだが——、このアンチノミーのより高い、包括的な段階が生じるのである。生命の困窮は生命の絶えざる自己超越を意味するのである。「存在することが当てはまる場合は、Kann が Muss にならなければならない。そしてこの存在することはすべての生命にとって問題であるものである」(Ebd.)。

　それでは、生物の目的とは何か。生命は、世界へと、未来へと超越する。生命は常に「存在するであろうもの」へ向けられている。そこに、「常に有機体そのものが持つ目的への憧憬がそこにあり、生命への衝動がある」(OF142)。すなわち、非存在を避けること、実存の維持だというのである。「存在は自己自身にたいして無関心ではない」(V155) 故に、生命はそれ自身の現存在に利害を持っている。したがって、生命は盲目の力動性ではなくて、選択的に行動する、それ自身の主観性によって特徴づけられた運動なのである。この点でヨナスの目的論はアリストテレスの目的論からは区別される。すなわち、ニーチェの「権力への意志」、進化論の「生存競争」、ハイデッガーの「関心」の概念の影響のもとに成立する目的論なのであり、身

体的に生き延びるための闘争における自己主張なのである。目標は、存在の充実ではなくて、非-存在を避けることなのである。

　繰り返しヨナスは、死が生それ自身にとって本質的特徴であることを指摘している。「生が死すべきものということは、なるほど生の根本矛盾である。しかしそれは生の本質に離れがたく属していて、決して生から奪い取ることのできないものである。生は生であるけれども死ぬのではなく、その根源的構成にしたがって、生であるが故に死ぬのである」(OF16)。「生は存在と非存在の間の浮遊である。無は生を待ち伏せし、いつも新しくはねつけられなければならない。言い換えると、生は死を、生の否定を自己自身のうちに持つ」(PU85)。死を延期することはすべての有機体の欲求 Bedürfnis である。生はそれ故、単純にそこにあるのではなくて、むしろ、現存在し得るために、多くのことをしなければならない。

　ハイデッガーが存在の根本構造と名付けた「配慮 Sorge」を、ヨナスは生命の根本状態として記述する。すなわち人間の現存在は配慮であるということを生の領域全体へ転用し、そしてそれを目的論的自然理解と結びつける。植物も動物も生命に関わり、死を避けるためにあらゆることを為す。植物も動物も実存の維持と展開に根本的関心を持っている。植物も生きるために闘う。しかし、植物は「飢えの苦痛、狩りの情熱、闘いの憤激、恐怖の恐ろしさ、愛の刺激を知らない」(OF186)。生物が進化すればするほど、困難は増大する。動物は植物と異なり、運動の自由や知覚や感情を持っている。この三つの能力が、動物に自己と自然の間の距離を確保させるとともに、再び乗り越えることを可能にさせる。動物の感情はとりわけ食物への欲求である。そこに衝動と実現の間があり、この間を動物は廃棄しようとつとめる。

　このように、個々の生物には、それぞれが目ざす目的が内在している。それは実存を維持することである。「生命とは、まさにこの生物体の自己目的である」(V144)。そして、ヨナスはこの有機体が持つ「有目的性 Zweckhaftigkeit」から、価値を取り出してくる。「存在が自己自身に対して無関心ではないという事実はすでにそれだけで、存在と非存在との差異をあらゆる価値の中の根本的価値、第一の然りを作る」(V155)。有目的性それ自体が善だということである。

　しかし生命は目的論的に理解されるからと言って、生命が決定されていると考えてはならない。ヨナスは、目的規定性と自由とを結びつける。しかもこの結びつきは同時に二律背反的に規定される。なぜなら、この自由は自己の実現のために無条件に質料に依存しているからである。ヨナスは、因果性そのものをも生命が形成さ

れる努力に対する身体的根本経験として理解する。それとともに人は生命をそれ自身の自然にしたがって経験することができる。すべての生命には「自己配慮」が固有のものである。そしてヨナスに従うと、この自己配慮は有機体の自己肯定を意味する。「この目的を目ざすという在り方そのものの中に、われわれは、……存在の根本的な自己肯定を認めることができる」(V155)。そしてヨナスは、個体の自己維持という過程としての内在的目的論から、自然全体にこの目的論を拡大する。「存在が自己自身に対して無関心ではないという事実はすでにそれだけで、存在と非存在との差異を、あらゆる価値の中の根本的価値、第一の然りを作る」(Ebd.)。有機体において、自然はその関心を知らせたのである。合目的性それ自体が善なのであり、その存在の様式は行為による維持なのである。この生命の目的論的性質への関係をヨナスは、生命に確固としてある自然秩序として捉える。そしてヨナスは、「目的論のないいかなる有機体も存在しないし、内面性のないいかなる目的論もない」(OF142) と言う。

　しかし「主観的－人間的な自己経験の特徴を自然の中に投入すること」(OF57) はしばしば批判される対象であった。擬人観やすべての目的論を追放することが、科学的自然探究のための道を開いた。そしてベーコンが目的論を人間に生得的な偏見に数え入れて以来、目的論の排除は「科学的態度の疑えない信仰箇条」(OF53) になっている。しかし、この目的論の排除は、自然科学の研究成果ではなくて、「現代科学のアプリオリな指令である」(OF55)。そうであるとするなら、「思惟するもの」が、再びその有機的基礎づけにおいて統一的自然の産物、部分として理解されれば、デカルトの二元論は克服されることになる。生命の目的論的自然への関係をヨナスはむしろ有機体の根底にある自然秩序として特徴づける。人は、生命を因果的物質的要素の部分にだけ還元しようとする自然科学的立場に立てこもらないならば、生命のこの自然秩序を承認することができる。自然秩序を承認することは生命の特殊性を明瞭にならせ、正しい倫理的行為の基礎を伝えるはずだというのである。そしてヨナスはこれに反対する現代の状況を「自然秩序に対する畏敬の喪失」(T.211)[35] として特徴づけている。

b) 人　間

---

(35) Vgl. Wolfgang Erich Müller, *Der Begriff der Verantwortung bei Hans Jonas*, Athenäum, 1988, S.23.

自由と内面性をもっとも装備した生物、進化した生物である人間は、同時にもっとも保護されない、もっとも困窮した、もっとも心配に満ちあふれた存在である、とヨナスは言う。自由と内面性が刻印されていればいるほど、その存在は自然から解放されている。その結果人間は保護のない孤独の中で生きる。人間は、一方で自然から独立を獲得するが、それにもかかわらず自然なしには全く実存することができない。呼吸、栄養摂取の基本的な地平で人間は自然に依存している。かくして自由と内面性とともにまた心配と配慮が人間には生じてくる。人間だけが、死ななければならないということを知っているのである。

　しかし、ヨナスはなぜこの「困窮する自由」について、言及するのだろうか。もし、「物質交代」が内面性を表すとするならば、物質交代という事態だけを指摘すればそれで十分ではなかったのだろうか。生命は、内面性、主体性、精神であるということ、それ故に、生命を単なる物質のように、単に対象として取り扱ってはならないと言えば、それでよかったのではないのか。しかし、それだけでは「未来の人間の生存(Dasein)を考慮に入れよ」という命令は導出不可能である。

　「未来の人間の生存を考慮に入れよ」という命令こそ、この科学技術文明に生きる人間に対してヨナスが基礎づけたかった命題である。すでに考察したように、生命の存在論的性格としての自由は「困窮する自由」であり、「為さないという自由ではない」。為しあたうが故に、為さねばならないという、存在論的自由なのである。ところが、身体性からもっとも解放されている人間は、植物も動物も生命に執着し、死を逃れるためにあらゆることを為すのに対し、瞬間を享受することができ、配慮せずに、生き延びようとするのである。それ故に、ここに「存在すべき」があらわれるのである。特に、科学技術時代において、人間の能力は増大した。ヨナスは「べき」への移行について次のように述べている。それは人間的意味での「力(Macht)の現象によって媒介されている」と。つまり、人間以外の自然にあっては「存在が持つ内的な当為」(V232)が充足している。ところが、「人間の能力は人間にとって宿命である」(Ebd.)。それは人間においてだけ、力は知と恣意に結びつき、全体から解放され、人間と自然にとって不幸な結果を招くようになるからである。だからみずからの力の自己統制として「べき」が必要だというのである。「〈意欲〉と〈べき〉とを結びつけるのは力である」(V233)。

　ここに、科学技術文明に生きる人間には責任の概念が与えられることになるのである。「責任への能力は、人間の存在論的能力、知と意欲を持った行為の選択肢の

間を選択する能力に基づく」(PU130)。そしてこの責任の対象は「未来の人間」なのであり、法廷は「存在論的理念」なのである。「なぜなら人類が存在し続けるのは人類にとっての無条件の義務だからである」(V66)。「この原理が課する義務は、無に抗して存在を選び取れという根本的な義務に基礎をおいている」(V68)。「将来の人類に対する責任も、そうした種類の義務である。将来の人類に対する責任とは、第一に、われわれは将来の人類の生存に対する義務を負っている——このことは、われわれの直系の子孫が将来の人類のうちにいるか否かにかかわらない——ということであり、第二には、われわれの将来の人類のあり方 (Sosein) に対する義務も負っているということである」(V71)。

c) 自　然

　こうしてヨナスは、有機体の持つ目的を自然全体に拡大する。自然は今や、目的を備えたものとして、それ故に価値を備えたものとして姿を現すのである (全体の目的論)。自然はそれ自体において目的を持った存在として、尊重されなければならないし、人間もまたそうなのである。未来の人間の存在に対し、われわれ能力を有するものは配慮する責任があるのである。「自然は目的を宿している。だから、価値も宿している。したがって、価値から離れた自然など考えられない」(V150)。「有機体の生命の中で、自然はみずからの利害関心を告知してきた」(V156)。

　生命は生の維持発展を求めているという生物学的事実をもとに、生命の助長発展こそ善であるとする、生命主義と、ヨナスの生命主義はどこが違うのだろうか。生命主義では、内面性と身体束縛性が分裂している。身体束縛性から、生命の維持・発展は取り出される。しかし、人間は内面性であり、精神性であり、身体性から解放されているならば、どうしてこの自然的事実が人間にとって道徳的価値となるのか、それを取り出すことはできない。取り出すことは、「自然主義的誤謬」をおかすことになる。すなわち、生命主義においては「存在すべき」を基礎づけることができないのである。

　仮に生命主義においてもそれが取り出されたとしよう。それでもヨナスと生命主義では相違がある。どこが違うだろうか。「自然をそれ自体として傷つけるな」、「人間の本質を傷つけるな」ということは取り出すことができないことである。

d) 人間の不可侵性——人間と超人

ここまでは、「人間は存在すべきである」という命題について、考察してきた。しかし、ヨナスは、「単に身体的に生きながらえることではない、人間の本質を傷つけるな」と言う。また、前記の命令を言い換えているところで、「肯定（積極）的に表現すれば、〈人間の未来にわたっての不可侵性〉を汝の欲する対象に含み入れよ」(V36)と言う。このように、「人類を存続させること」と「現在の人間の生を維持せよ」ということがヨナスにおいては一つの同じ命令として捉えられているようにも見える。しかし、これまで考察してきたように、有機体の目的は非存在を逃れることであって、人間の不可侵性を守れということではなかった。それではこの「傷つけてはならない」という命令をどのようにしてヨナスは基礎づけるのだろうか。それとも、無に対する存在の優越という存在論的理念から、この命令は導出可能だろうか。

　確かに、次のように考えることもできるかもしれない。存在の自己肯定とは、「その存在」を肯定することであり、「その存在」を改変することは「その存在」を肯定したことにはならない、と。すなわち、その存在を存在させていないということになるからである。まさに身体（質料）に束縛されたこの自由のアンチノミーにある存在を否定し、それは単に抽象的な主観となるということだからである。しかし、ヨナスの言う目的とは非存在を排することではなかったのだろうか。その存在のあり方 (Sosein) は、第二の命令ではなかっただろうか。

　それではヨナスはこの不可侵性の理論をどこから取り出すのだろうか。それは、一つには「目的」という概念のカント的解釈だと思う。有機体は目的を備えているということ、このことは有機体がそれ自体において目的を持った存在だということである。したがって、有機体を単に手段として取り扱ってはならないということ、人間が勝手に進化の道を改変してはならないということである。しかし、それだけであれば、カントの倫理学で十分ということになる。ヨナスはカントとも異なる。それは、もし改変した場合、それは未来の人間の存在を変えてしまうという恐れなのであり、未来の存在に対する責任なのである。それ故に、ヨナスは「維持し改善する技術と創造的遺伝的技術」(T171) の間に区別をおき、前者である消極的優生学を原理上許容している。これは、保守的、防御的であり、未来に影響を及ぼす危険性が少ないからである。したがって、カントの目的性の命法を、「ここと今」の同世代だけでなくて、あくまでも未来の人間に視点をずらして考えているのである。

　むしろこの問題を考えるときは、一つには全体の目的論を考慮する必要があるだろう。すなわち自然の進化の過程を通じて自然はみずからの目的を実現している

従前の技術——道具的・人間学的定義	倫理的に中立
自然の器官・機能の代理、増強 （自然に支払う通行税） 個別的・非累積的 行為の到達範囲は限定 所有・状態・道具や熟練の備蓄	「技術は事物の自己保存する本質をただすこしだけしか巻き添えにしなかったし、自然の秩序全体への永続的損害を与えることもなかった」(V22)

現代技術——基礎・近代自然科学／動機・経済的至福		倫理的に中立ではない
集団的 累積的	雪だるま効果 人間の能力の拡大 意志と関わりない 　例）化学肥料	使用の不可避性 地球的規模 未来を射程距離 結果の両義性	黙示録的状況 破局の脅かし

「現代技術とその結果は地球上に広がっている。その累積的結果は未来の世代へ広がっている」(T45)

homo faber の homo sapiens に対する外的・内的 体制での勝利 企画・過程・力動的原動力・進歩・強制的な要素	人間が道具として隷属 （魔法使いの弟子） 無限の前進衝動 　例）人工授精などの生殖補助技術	→→ 自然の脅かし

「技術の特徴は、それが持つ前方へ駆り立てるという強制的な要素である」(T51f.).

homo faber が自己自身の作成者 分子生物学 事実的作成	人間自身が技術の対象 生の再構成 　例）ヒト・クローン個体作成	→→ 人間存在の脅かし 人類は存在すべきか

「ホモ・ファーベルは、みずからの技術を自分自身に振り向ける」(V47)

内的危機　　　　　　　　　　　　　　　　　　　**外的危機**

隠された根本的動機
近代形而上学－自然の理解を一変し、世界への関係を変えた

近代的二元論 Descartes, Bacon	思惟するものと延長するもの 　　　数量化・因果機械的体系 主観・主体 → 機械論的自然観 　　　無目的なもの(価値中立)	→ 解消 → 進化論と目的論を結びつける
進化論→→	表象的作成者 ↓ 　↓ （人間も自然から生まれた） 　↓ 事実的作成者＝無目的なもの	
実存主義	価値真空状態　科学的生物主義 ニヒリズム	→ 解体 → 人間の尊厳 自然の畏敬

「人間は無関心なものの所産である以上、その存在も無関心でなければならない」(G.339)

第4章　H.ヨナスの未来倫理学——存在の不可侵性　111

従来の倫理——いま、ここ	定言命法
同時性（共通の現在の関与者） 直接性（利益・不利益が見極められる） 個別的 形式的 人間中心主義的 瞬間的行為の道徳的性質 心情倫理——法則に対する尊敬 時間の地平の欠如——垂直的存在論	「汝の格率が普遍的法則となることを汝自身も欲し得るように行為せよ」。 個人に向けられ、その行為の基準は瞬間的であり、論理的首尾一貫性。 du kannst, denn du sollst

技術時代の倫理学——人間が存在すべき（存在論的理念）

未来倫理 Zukunftsethik	新しい定言命法
（未来をわれわれの子孫に代わってわれわれの今の行為の結果から守ろうとする倫理学） 　予見と責任の倫理学 　　高度な知恵－不可能 　　次善の策＝責任 　　（差し控える） 　集団的責任 　実質的責任 (wofür) 　内容的責任 (wovor) 　　人間の尊厳 　　非人間中心主義的 　　自然の畏敬 　管理責任（財産管理の役割） 　**存在責任** 　**配慮責任** 　時間地平——水平的存在論	——未来の人間の Dasein を配慮せよ。 「汝の行為のもたらす因果的結果が、地球上で真に人間の名に値する生命が永続することと折り合うように、行為せよ」。(V36) 「こうした存在のためのさまざまな条件が無傷のまま残るように物理的世界を保全せよ」。 「このような条件が危険にさらされることのないように、物理的世界の傷つきやすさを守れ」。 「自然の無傷さを大切にしてくれ」(V20)。 du sollst, denn du tust, denn du kannst

恐怖の発見的方法

形而上学的基礎付け（有機体の哲学）——生物の有目的性 Zweckhaftigkeit（自然の目的論）

「意欲とべきを結びつけるのは力である」(V233)

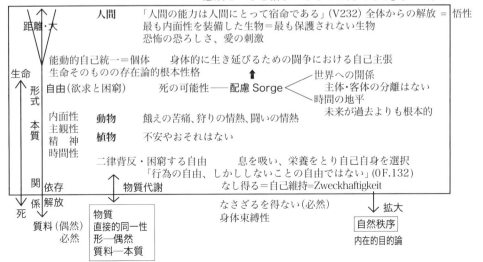

のである。自然秩序の承認、「自然秩序に対する畏敬」(T211) である。したがって、ヨナスは「進化の遺産を守るべきだ」(V72) と言うのである。そしてもう一つはすでに考察してきた homo faber としての人間のあり方に対する反省である。「感謝、畏敬、敬虔」(V74) がこの倫理学の構成要素になる。「人間は神の意志に従って、神の似姿にふさわしい仕方でこの世に存在すべし」。人間の役割は、あくまでも「信託財産の管理者」(V29) なのであり、超人ではない、そうヨナスは考えている。生命が地上に生じたので、そして信託財産として守られているので、人間は「いわば自然の意志の受任者として」(T85)、「未来において人間の存在が傷つけられないことへの義務づけ」(T86) をも持つ、ということなのである。「われわれは再び畏れおののきを学ばなければならない」(T217)。

110-111頁に、付図「H.Jonas の責任という原理」を掲げた。

第5章
人類Menschheitに対する犯罪
——ヤスパースとアーレント

キーワード　①人類に対する犯罪　②人道に対する犯罪　③悪の陳腐さ　④無思慮　⑤多様性　⑥統一　⑦クローン人間

　ナチはおよそ七万人の障害者を「生きるに値しない命」として、さらに数百万人のユダヤ人を「民族の浄化」と称してガス室に送った。ニュルンベルク裁判で、ナチの犯罪は、「戦争に対する犯罪」、「平和に対する犯罪」と「Menschheit に対する犯罪」の三つの犯罪で裁かれた。この新しい最後の犯罪が「人道 Menschlichkeit に対する犯罪」と一般に理解され、訳されてきた。戦後すぐに、『負い目の問題 Schuldgefühl』を書き表したヤスパースもまたその本で「人道に対する犯罪」と使用した。ところが、アイヒマン裁判を傍聴し『イェルサレムのアイヒマン』を著したハンナ・アーレントは、アイヒマンの犯罪は単に「人道 Menschlichkeit に対する犯罪」であるだけではなくて、「人類 Menschheit に対する犯罪」であると指摘した。それは、人間の身分に対する、あるいは人類の本性そのものに対する罪、人類の多様性、すなわちそれなしには「人類」もしくは「人間性」という言葉そのものが意味を失うような「人間の地位」の特徴に対する攻撃、人類の生存 (Dasein) そのものを脅かす犯罪のことである。アーレントと手紙のやりとりをしていたヤスパースはこのアーレントの提案をすぐに受け入れ、「人類に対する犯罪」と訂正した。

I　悪の陳腐さ Banalität des Bösen

　ハンナ・アーレントは、アメリカの週刊誌 The New Yorker の通信員としてイェルサレムでアイヒマン裁判についての取材を行い、その報告をまとめて、『イェルサレムのアイヒマン——悪の陳腐さについての報告 Eichmann in Jerusalem——Ein Bericht von der Banalität des Bösen』を1963年に出版した。ヴァンゼー会議でユダヤ人六百万人をガス室に送致する最終解決の書類に、大佐に代ってサイ

し、ユダヤ人移送の責任者を務めたアイヒマンとは、どのような人物か。社会は固唾を呑んで、アーレントの報告を待った。ところが、アーレントが防弾ガラスの箱の中に見たアイヒマンは冷酷非情な怪物でも悪魔でもなかった。

この本の中で述べられたアイヒマンに関するアーレントの理解は、厳しい批判を、特にユダヤ人陣営において引き起こした。生涯の親友であったハンス・ヨナスさえ、「ハンナはここで、ユダヤ人の側についても、ナチの側についても、ひどく歪んだ像をえがいた」[1]とアーレントを批判し、二年間ほどアーレントと絶交状態に陥った。『全体主義の起源 Elemente und Ursprünge totaler Herrschaft』において国家社会主義を「根本悪 Radikal Böse」の化身として特徴づけたアーレントは、『イェルサレムのアイヒマン』ではその担い手であるアイヒマンを「行政装置の官吏や単なる歯車 (E. 59 ; 223)」[2]「最終解決の機械の中のちっぽけな歯車 (E. 58 ; 222)」、「大量虐殺組織の従順な道具 (E.403)」にすぎない存在としてとらえている。

アーレントは、「全体主義的支配の本質」を官僚制、「人間不在の支配 Herrschaft des Niemand」(E. 59 ; 223) と捉え、「アイヒマンは〈巨大な官僚組織 Riesenbürokratie の歯車〉として、〈非人間化〉されていたのであり、自分のしていることがどういうことか全然わかっていなかった」(E. 56 ; 221) のだとする。アーレントは、アイヒマンを組織の中で働く公務員になぞらえ、「自分の昇進に関しては恐ろしく熱心」「共同責任を負うべき責任能力を欠いた人々」「デスクに座った殺人者」として特徴づけている。したがって、アイヒマンの行為は、「想像力の欠如」と

---

(1) Hans Jonas, *Erinnerungen*, Insel, 2003, S.292 ; 邦訳『ハンス・ヨナス「回想記」』(盛永・木下・馬渕・山本訳、東信堂、2010 年) 257 頁。
(2) アーレントとヤスパースの以下の本からの引用は本文中に ( ) を付してページ数を示した。ページ数前の記号は、書名の略号。また、イタリックは邦訳書ページ数。なお引用文中の下線は筆者によるもの。
Hannah Arendt, *Eichmann in Jerusalem – Ein Bericht von der Banalität des Bösen,* Piper,1986. (= E.)、『イェルサレムのアイヒマン』(大久保和郎訳、みすず書房、1996 年) ; Hannah Arendt /Karl Jaspers, *Briefwechsel 1926-1969,* Piper,1985. (= B.)、『アーレント゠ヤスパース往復書簡 1-3 (大島かおり訳、みすず書房、2004 年) なお、本文中の邦訳は2巻。1巻のみ頁の上に1と記す。; Hans Saner(Hrsg.), *Karl Jaspers Provokationen Gespräche und Interviews*, R.Piper,1969. (= P.) ; Karl Jaspers, *Philosophie 2*, Springer, 1956. (=Ph.)、『実存開明』(草薙正夫、信太正三訳、創分社、1964 年) ; Karl Jaspers, *Die Schuldfrage von der politischen Haftung Deutschlands*, Piper,1976. (= S.)、『戦争の罪を問う』(橋本文夫訳、平凡社、1998 年) ; Karl Jaspers, *Vom Ursprung und Ziel der Geschichte*, R.Piper, 1948. (= UZ.)、『歴史の期限と目標』(重田英世訳、理想社、1974 年); Karl Jaspers, *Von der Wahrheit*, R.Piper, 1949. (= VdW.)、『真理について4』(上妻精・盛永審一郎訳、理想社、1997 年) ; Karl Jaspers, *Die Atombombe und die Zukunft des Menschen*, R.Piper, 1958. (= A.)、『原題の政治意識上・下』(飯島・細尾訳、理想社、1976 年)

「無思慮 Gedankenlosigkeit——愚かさと同じものでは決してない (E.57 ; 221)」から出てくるのであり、決して悪魔的な深みから出てくるものではなく、その意味で、この「悪は陳腐」なのだとする。アイヒマンは「倒錯したサディスト」でもなければ、悪魔的な人間でもないということ、どこにでもいる中級官僚であり、恐ろしいほど普通である。「……外からみればまったく責任能力をそなえているように見え、妻を裏切らず、子どもたちのよき将来をゆるぎないものにしようと心をくだくよき家長としての資格をすべてそなえた〈ブルジョア〉である」。だから誰もがこの悪を犯す可能性があるということ、「このことが陳腐であり、それのみが滑稽である」。

このようなアイヒマン理解に対して、もちろん社会は満足することはなかった。ヨナスは、「アイヒマンが結局は自分が行ったことを正しく知ることはまったくなく、自分に課されたことをただ忠実に遂行しただけの罪のない人間であるかのように」書いた、とアーレントを批判した。しかし、生涯の友の批判に対しても、アーレントは自説を撤回することはなかった。

実は、アーレントの「悪の陳腐さ」というこの理解に示唆を与えたのはヤスパースだった。ヤスパースは大戦後の1946年に、ドイツの町のいたるところに、全ドイツ人に向けて、ベルゲンベルゼンの収容所の写真とともに張られた「これがお前たちの負い目だ」という張り紙に対して、ドイツ人として自問する本『負い目の問題』を出版した。この本で、ヤスパースは、「負い目」の概念を次の四つに区別した。

1　刑法上の負い目（罪責）die rechtliche oder die kriminelle Schuld 「刑事犯罪は明白な法律に違反する客観的に立証可能な行為において成立する。審判者は正式の手続きを踏んで事実を信頼するに足る確実さをもって確定し、これに法律を適用するところの裁判所である」(S.19 ; 48)。この負い目は、外的で、時間的に限定された刑罰という形で、個人により償われる。

---

(3) Cf. Richard Wolin, *Heidegger's Children,* Princeton, 2001, p.59-62.（邦訳『ハイデガーの子供たち』村岡晋一、小須田健、平田裕之訳、新書館、2004、102頁）
(4) Hans Jonas, Ebd., S.292., 邦訳 257 頁。
(5) アンネ・フランクが収容され、亡くなったハノーファー北東にある絶滅収容所。
(6) *Die Schuldfrage*, Piper, 1946（この本も母国ドイツでは売れなかった。それはドイツ国民にとり自虐的な本と映ったからである。そしてこのことはヤスパースのバーゼルへの移住の転機となった）Vgl. Hans Saner, Formen des Mittuns und Formen der Schuld, in : *Einsamkeit und Kommunikation,* Lenos, 1994, S.130.; 邦訳『孤独と交わり』（盛永・阪本訳、晃洋書房、2000年）57-8頁。

2　政治上の負い目（罪責）die politische Schuld 「この罪は為政者の行為において成立し、また私が或る国家の公民であるために、私の従属する権力の主体でありかつ私の現実生活の拠って立つ秩序の主体であるこの国家の行為によって生ずる結果を私が負わなければならないという場合に、その公民たる地位においてこの罪が成立する。すべて人間がどのような支配を受けるかは、本人の責任でもある。審判者は、内政上でも外政上でも、戦勝国の権力と意志とである。勝利が決定権を持っている。恣意と権力との緩和は、あとあとの結果を顧慮する政治的狡知によって、かつはまた自然法および国際法の名のもとに通用する規範を承認することによって、行われる」(S.19;48,9)。この負い目は、外的で、時間的に限定された責任・償いという形で、集団により償われる。

3　道徳上の負い目（罪責）die moralische Schuld 「私が結局はどんな場合にも私一個人としてなす行為について、しかも私のすべての行為について、したがって私の政治的および軍事的行為についても、私は道徳的な責任がある。「命令は命令だ」ということは決して無条件には通用しない。命令された場合でも（危険、脅迫、恐怖の程度いかんに応じて酌量すべき事実は容れられるが）、むしろ犯罪はどこまでも犯罪であるのと同様に、いかなる行為もまた道徳的判断にどこまでも服している。審判者は自己の良心であり、また友人や身近な人との、すなわち愛情を持ち私の魂に関心を抱く同じ人間との精神的な交わりである」(S.19f.;49)。この負い目は、内的で、罪滅ぼし・改心という形で、個人により償われる。

4　形而上的な負い目（罪責）die metaphysische Schuld 「そもそも人間相互間には連帯関係というものがあり、これがあるために人間は誰でも世のなかのあらゆる不法とあらゆる不正に対し、ことに自分の居合わせたところとか自分の知っているときに行われる犯罪に対して、責任の一半を負わされるのである。私が犯罪を阻止するために、自分でできるだけのことをしなければ、私にも罪の一半がある。私が他人の殺害を阻止するために命を投げださないで手をこまねいていたとすれば、私は自分に罪があるように感ずるが、この罪は法律的、政治的、道徳的には、適切に理解することはできない。このようなことの行われた後でもまだ私が生きているということが、拭うことのできない罪となって私の上に被さるのである。……審判者は神だけである」(S.20f.;49,50)。この負い目は、内的で、個人が、連帯的に、超国家的に、持続的に、心情の革新や再生することにより償われる。

そして、先の問い「これがお前たちの負い目だ」で意味されている全ドイツ国民誰もが、ナチに荷担した者はもちろん、ナチに荷担しなかった者で、ドイツにとどまり続けた者もまた負わなければならない集団的負い目とは、「政治的負い目（Haftung）」だとしたのである。そして、ザーナーはつぎのように解釈している。「ヒトラーは、ユダヤ人殺戮を最終的に指示したが、彼の負い目は、刑事上の重罪犯として包括的に認識されるのではない。彼は政治的な破局としても、道徳的に良心を欠いた、償いきれない実存としても、人間存在の形而上学的な誤りとしても、認識、非難されなければならない。他方ドイツ市民は、ユダヤ人殺戮に参加しなかった、あるいは政治的・イデオロギー的に反ユダヤ主義者ではなかったからといって、負い目がないわけでは決してない。道徳的負い目からも免れるためには、譲歩なしに、反・反ユダヤ主義であるべきだったのではないか。そしてあらゆる形而上学的な負い目から解放されてあるためには、「自らの」ユダヤ人とともにアウシュビッツへと赴き、ともに死んだ、かのイタリアの司祭のように行為するべきだったのではないか」[7]、と。

　ヤスパースは、通例そうしていたように、アーレントにこの本を公刊するとともに贈った。ところが、アーレントは同年8月17日付ヤスパース宛手紙に「ナチ政治を刑法上の罪と定義しておられることに、私はどうもひっかかります。これはもはや法の枠にはおさまらない犯罪で、その途方もない恐ろしさはまさにそこにあるのではないでしょうか。この犯罪には、それに見合う重さの刑罰がない」(B. Nr. 43, 90-1, 1; 62) と書いて返した。ここではアーレントはナチの犯罪を刑法上の犯罪以上のものとして捉えている。

　それに対して、ヤスパースは同年10月19日付アーレント宛手紙で答えている。「全面的には賛成しかねるのは、『負い目の問題』へのあと二つの批判的ご意見です。ナチのしたことは「犯罪」として把握することはできない——あなたのこの見方は私には危ないように思えるのです。なぜなら、あらゆる刑法上の罪を上回るような罪というのは、どうしても「偉大さ」——悪魔的な偉大さ——の相貌を得てしまう。これはヒトラーにおける「デモーニッシュなもの」を喋々するたぐいの議論と同様、ナチに対する私の感情からきわめてかけ離れている。思うにわれわれは、ことは実際にそうであったのだから、ことをその完全な陳腐さ Banalität において、そのまったく味気ない無価値さにおいて、捉えなくてはいけない」(B. Nr. 46, 97;

---

(7) Hans Saner, *Ebd.*, S.137.; 邦訳65頁。

1, 71)、と。この悪を陳腐なものとしてとらえ直すというこのヤスパースの示唆が、アーレントの『悪の陳腐さの報告』の契機となったことは、ヤスパースの弟子のザーナーもそのことを明記している。

　こうして、アーレントは、ヒトラーではなく、アイヒマンを次のように描く。「アイヒマンという人物の厄介なところはまさに、実に多くの人々が彼に似ていたし、しかもその多くの者が倒錯してもいずサディストでもなく、恐ろしいほどノーマルだったし、今でもノーマルであるということなのだ」(E.400；213)。しかしこの悪は陳腐であるとしても、アーレントは、「これは決してありふれたことではない」(E. 57；221) として、アイヒマンに罪を着せている。「このような想像力とかけ離れていること、無思慮が悪の衝動すべてよりも不幸をもたらしうる」、ということなのである」(Ebd.)。「政治においては服従と支持は同じものだからである。これがアイヒマンが死刑に値する理由なのである」(E. 403-4)。

　アーレントが指摘するこの「無思慮」、すなわち、何ら思慮なく法に盲目的に服従することについて、ヤスパースもまた真ならざる態度として批判している。「道徳法則は、それが思想を欠く服従の対象となるとき、そして評価の手段となるとき、それ自身その強制性において真ならざるものとなるのである」(VdW. 718；4-206, 246)。

　そして、ヤスパースは、このような罪を「道徳的罪」としても規定している。「このような態度が道徳的な意味において完全な罪となったのは、服従の本能によるのである。良心的なつもりで、その実、良心を全く捨ててしまった本能的な態度によるのである」(S. 50；102) と。

　現代をテクノシステムが支配する時代として捉え、このようなシステムにおいて働く労働者のあり方を問うハンス・レンクは、アーレントのこの大量殺戮をも行う「陳腐な悪」を、もっと一般化して「道徳的不十分さ」として捉え直している。それはリスクを伴う高度技術を持った複雑な巨大システムの傾向である非人間的な形式としての抽象化から起因する。「システムには道徳的不十分さ moralische Unzulänglichkeit（＝他人の幸せに対する関心が、自己の利益に対比していつも第二位におかれること）が現れるという傾向が備わっている」。具体的状況に適合し

---

(8) Ebd., S.138. 邦訳、66頁。
(9) Hans Lenk, *Einführung in die Angewandte Ethik –Verantwortlichkeit und Gewissen*, W.Kohlhammer, 1997, S.73; 邦訳『テクノシステム時代の人間の責任と良心』(山本・盛永訳、東信堂、2003年) 123頁。

ているかどうかを考えずに、プログラム、規則、戦略を「盲目に」あるいは軽率に尊重する態度が蔓延する。「すべてが官僚制的に非常に美しく規則づけられたとき、抽象的コンセプトや操作的モデルないし形式的手続きに固執するとき、道徳的惰性的仕事ぶりに陥る」。「我々が職業的役割にはいるとき、我々は我々の人間性一般をクロークに預けてしまうことは許されない」、と。アイヒマンは、命令に従いサインする役割だけ考え、自分のサインでユダヤ人六百万人がガス室に送致されるということを具体的に思慮しなかった。運転中に携帯電話を手にする運転手も、目の前を横断している人の人生に思いを馳せることがないのである。

II 人類に対する犯罪──アーレント『イェルサレムのアイヒマン』

ヤスパースは、『負い目の問題』において、ニュルンベルク国際軍事裁判所の規定に掲げてある犯罪の定義を次のように述べている。

「1．平和に対する犯罪。2．戦争犯罪、戦争放棄の侵害、たとえば占領地非戦闘員の殺害、虐待、強制労働のための移送、捕虜の殺害、虐待、公私財産の略奪、都市または村落の故意の破壊、または軍事的必要という正当な根拠に基づかない一切の劫掠。3．人道に対する犯罪 Verbrechen gegen die Menschlichkeit いやしくも非戦闘員に対して行われる殺害、殲滅、奴隷化、移送、本裁判所の管轄に属する犯罪を遂行したときに行われた政治的または人種的または宗教上の理由による迫害」(S.37；*78, 79*)。

これに対して、アーレントは、規定は次の三つの犯罪についての裁判権を認めたと言う。

「1．平和に対する罪　2．戦争犯罪　3．人類に対する犯罪 Verbrechen gegen die Menschheit (humanity)」(E. 374；*197*)。そして人類に対する犯罪は、先例にない新しい犯罪としている。

「人道に対する犯罪」と「人類に対する犯罪」。なぜこのような違いが生じたのか。アーレントは以下のように説明している。「ニュルンベルク裁判の根底にあるロンドンの憲章が、Menschheit に対する犯罪を非人間的行為として定義していた。あた

---

(10) Ebd.74；*125.*
(11) Ebd.79f；*134.*
(12) Menschheit といえば、カントの人間性の命法が浮かぶ。カントにおける Menschheit と Menschlichkeit の概念については、下記の論文を参照されたい。髙田純「カントの人格論と生命論」(生命倫理研究資料集Ⅴ、富山大学刊、2011年)、136、7頁。

かも、ナチが何百万人をガス室に送ったときに、ナチが単に人間性を欠いていたかのように。そこからドイツ語の翻訳で》Verbrechen gegen die Menschlichkeit《が周知となった」(E. 399；*212*)。

したがって、ヤスパースがMenschlichkeitと書いたのは、ヤスパースの誤りではない。また、ヤスパース自身、アーレントあての手紙において、次のように書いている。「例によって私の空想を話しました。勝手ながら、「人類への犯罪」と「人道への犯罪」を分けたあなたの区別を、あなたの名を挙げて使わせてもらいました」(B. Nr. 282., 486；*235*)。

さらにそのボンディとのインタビューでもヤスパースはつぎのように話している。「アーレントから私は、「人道に対する罪」と「人類に対する犯罪」との相違について、一度聞いたことがあります。後者は人類そのものの生存を脅かすものである」(P. 104)と。

その過程は以下のようである。「［ヤスパース］国連が人類を代表する機関です……かくも恐ろしい事件で判決を下すのは、人類のなすべきことであって、一国民国家のなすべきことではない。……あなたはおなじことを《人類の敵》というとらえ方で考えている。これは、タキトゥスによれば人びとがキリスト教徒に着せたというあのodium humani generis［人類への憎悪］を、これほどつよく想起させるのでなかったなら、ぴったりした表現なのですがね。それに「敵」という言葉は肯定的すぎるような気がします。<u>敵というのはつねに、ひとかどの者なのです</u>。人類にたいする犯罪者と言えば、ひびきはちがいますが、これにしてもあまり感心できません。あなたが考えていること、そして私があなたの以前の著作から影響を受けたことは、なんといっても人間の自己意識にとって、かつてないほどに欠くべからざるものです」(B. Nr. 275, 455；*220*)。

「アーレント：私の海賊理論はだめです。海賊行為という概念にとっては、事実上も法的にも、海賊は私的動機からそれをおこなうということが不可欠の前提になっています。まさにそこが難点です。Hostis humani generisの概念なしでは、たぶんどうにもならないでしょう——この概念をどう翻訳するにせよ、とにかく人間性にたいする犯罪ではなく、<u>人類にたいする犯罪</u>でしょうね。決定的に重要なのは、これが基本的にはユダヤ人にたいしてなされた犯罪ではあっても、けっしてユダヤ人ないしはユダヤ人問題だけにかかわることではないという点です」(B. Nr. 277, 459；*225*)。

「ヤスパース：ハンナ・アーレントから私は一度聞いたことがあります。「人間性

Menschlichkeit に対する犯罪」と「人類 Menschheit に対する犯罪」の間の相違についてです。第二の犯罪は、人類の生存 (Dasein) そのものを脅かすものです。なぜならユダヤ人への大量殺人とともに起こっていることは、将来の犯罪、技術手段で何億人を襲うであろう将来の人種の殺人のモデルだからです。この危険が意識されているということが大変重要であると私は考えます。なぜなら明らかなことは、ここでは一方においては普通の意味での殺人以上のことが、他方の意味ではそれ以下のことが問題だからです。以上のことが、なぜなら個人の特別な利己心なしに一つの国家の意思によって遂行される犯罪だからです。しかし国家がこのような殺人を遂行してよいとするならば、そのとき人類はきっと破滅するだろう。個々の国家においてある人を殺すことは一般的な利害と関わっている。なぜならこのような殺人が生じるとき、国家は存立し得ないからである。同様に、ある人間のグループ、ユダヤ人を殺すことは人類全体と関わっている。ここにおいて時代において何か新しいことが一回的なことが起こっている。そこに起こっていることは何かが、世界中にはっきりと意識されなければならない。アイヒマンのケースにおいて人類の利害が問われているように思われる。……いかなる戦争犯罪、人道に対して違反がある戦争犯罪ではない。ここに世界におこっていることは完全に別の原理が問題である」(P. 104)。

　それでは「人類に対する犯罪」とは何か。次の二点が指摘されている。

① 戦争犯罪とは違う。パルティザンの射殺、人質の殺害という通常の戦争犯罪とは異なり、この犯罪は戦時においてのみなされるのではない (E. 377, 399；*199, 212*)。「事実上、戦争とは無関係な、そして平和時にも続けられる組織的殺害政策」(Ebd.)。

② 捕虜の虐待のような人道に対する罪とは違う。これらは、非人間的行為で、侵略者による植民を可能にするための住民の追放や絶滅など、既知の何らかの目的のために行われるものである。人類に対する罪は、先例のない意図や目的を持った行為である (E. 399；*212*)。

　それでは、戦争犯罪と異なり、戦時だけでなくて、また人道に対する犯罪と異なり、功利的な目的なしに、なされる「人類に対する犯罪」を構成する要件とは何か。

　第一に、この罪は、ユダヤ人 (の身体) になされた罪であるけれども、人類になされた罪である。民族を絶滅させるということ、それがたまたまユダヤ人に対してなされたということ、その意味で人類がこれを裁かなければならない。ユダヤ民族に対する罪は、何よりも人類に対する罪である (E. 395；*209*) ということ。

122

　第二に、普通の意味での殺人以上である。個々の個人の特殊な利己心でなく、人類が滅びざるを得ないような国家の意志により遂行される。人間のグループを殺害することが全人類を殺害することになる (B. Nr.276, Nr. 277,457-9 ; *222,225*)。

　第三に、人類の多様性に対する罪である。なぜなら、ジェノサイド Völkermord は人種差別や追放とは異なる。追放 Austreibung は、国際犯罪、隣国の国民に対する罪であるのに対し、ジェノサイドは同じく国際犯罪であるが、「まったく別の秩序を破壊し、まったく別の共同社会を侵害すること」(E.395 ; *210*) であり、人類の多様性に対する罪、人間の地位の特徴に対する罪である (E.391 ; *207*)。ユダヤ民族の肉体的絶滅というものはユダヤ人の身においてなされた人類に対する罪なのである。

III　ヤスパースの哲学における Menschheit の概念

　フランスの生命倫理法が2005年に改正された。そこで、「クローン人間産生は人類 (l'espèce humaine) に対する犯罪」と謳われている[13]。

　生殖目的でのクローニングは倫理的に許されるか。すでに第3章で考察したように、カントに従うと、人間を自律的な主体としてではなく、客体、「もの」として扱ったり、同意していない他律的な目的への手段として利用したりするたびに、人間の尊厳が侵害されるということ、つまり人間の尊厳を保護する義務は、「他律的道具化の禁止」と呼ぶべきことを含意しているということである。これに従うと、クローン人間作成はまさに他者を他律的な目的の手段として取り扱うこと以外のなにものでもないから、人間の尊厳違反であるとされる。さらに、ヨナスは、クローニングの問題点として、次の点を挙げている。「人はこの点で、欲するなら、自然権の中に各々の個体の持つ超越的権利、彼だけに固有の、誰とも共有しえない、一回的な遺伝型への権利の概念を持ち込むことができる、そしてそこからクローニングされた個体はこの根本権利においてアプリオリに傷つけられているということが帰結する」[14]。「クローニング

---

(13) Cf. Partie legislative,　LIVRE II : Des crimes et délits contre les personnes, TITRE Ier : Des crimes contre l'humanité et contre l'espèce humaine, SOUS-TITRE II : Des crimes contre l'espèce humaine, CHAPITRE Ier : Des crimes d'eugénisme et de clonage reproductive (LOI n° 2004-800 du 6 août 2004 relative à la bioéthique　NOR: SANX0100053L TITRE Ier : ÉTHIQUE ET BIOMÉDECINE　Chapitre IV : Dispositions pénales, Article 28) ; Articles 214-1 à 214-4.

(14) Hans Jonas, *Technik, Medizin und Ethik*, Suhrkamp, 1987, S.189.

の産物は、あらかじめ自由を奪われている。ただ、無知の保護の下で成長し得る自由を。未来の人間存在からこの自由を故意に奪うことはしかしただ一度たりとも犯してはならない、あがない得ない犯罪である」。この自由の喪失という観点についてはハーバーマスも指摘している。

それに対して、加藤尚武氏は、以下のように書いている。「たとえば子どもを産むという行為には、老後の面倒を見てもらう、子どもを愛することが親の自己充足になる、家を継がせるなどさまざまな動機がある。これらには「他人を手段とする」という目的が含まれる。しかし、子どもが自立した人格として成長することを期待するという側面もある。子どもについて、スポーツ選手にしたい、ハーバード大学に進学させたい、映画俳優にしたいというような期待感をもつことは、カント的にも許容される。「死んだ子にそっくりであって欲しい」という期待は許容されるし、その期待を実現するために クローンの方法を用いることもカントの立場で許容される。先天的な障害を回避したり、不妊治療のためのクローン法の採用もカント倫理学的に悪とはいえない。つまり、人格を目的として尊重するという側面が含まれているなら、カント的に正当化可能である」。

すなわちクローン人間を産生することと、「人間の尊厳は両立可能」というのである。確かに自律した人格に育てるという目的が含まれていれば、許容可能かもしれない。しかし、以下のように反論できるだろう。「死んだ子にそっくりであってほしい」という期待はなるほど許容される。しかし、クローン技術を使用して子を生むということ、これは期待ではなく、「死んだ子とそっくりな子であることを意図」することである。期待と意図では異なる。期待の場合は相手を単に手段とするのみならず、相手の自由をも尊重している。意図は違う。意図は作為を伴うのであり、積極的に働きかけ、相手の自由を尊重しない態度であろう。だからクローニングは、カントに従うと「単に手段としてのみ取り扱うこと」で、許容されないと思う。

ここでは、クローン人間産生は、「人類に対する罪」である、ということを以下考える。ところで、これは牽強付会ではないか、そう思われている方もいるかもしれ

---

(15) Ebd., S.192.
(16) 本書第3章60頁参照。
(17) 詳細は以下参照「クローンについて盛永反論への反論」加藤尚武（京都大学）1998年4月4日　http://www.ethics.bun.kyoto-u.ac.jp/kato/clone4.html；参照加藤尚武『脳死・クローン・遺伝子治療』、PHP選書、1999。
(18) 加藤氏やクヴァンテには、客観的目的、相互主観的、理性的基準、という考えがある。

ない。そうではない。この「人類に対する犯罪」という言葉について、アーレントは、フランスの判事ドヌディウ・ド・ヴァーブル (Henri Donnedieu de Vabres) の言葉で、「憲章がごく小さなドアから導きいれた人類に対する罪というカテゴリーは法廷の判決のおかげで蒸発してしまった」(E. 377; *199*)、と述べている。また、フランスのコランジュ (J.F.Collange) 教授が京都で講演した時の質疑に次のように記載されている。「J.-F.Collange の回答。人類（人道）に対する罪は、1946年にナチスの残虐行為を告発するためにニュルンベルク法廷によって作られました。クローン技術に関して、生殖目的の人クローンをこうした犯罪と同一視できるか否か、という問題が提起されます。これら二つの犯罪は同一ではないと思われたので、新たな犯罪のカテゴリーが作られたのです。生殖目的の人クローンやこの種の他の操作が、人の種に対する罪と理解されるべきでしょう」[19]。

したがって、私がここで試みる、ヤスパースとアーレントの「人類に対する犯罪」の概念の解明は、あながち、見当外れのものではなく、まさしく、フランス生命倫理法の生殖目的のクローニングを「人類に対する犯罪」とする解釈として、一助となりうるものと考える。

アーレントにおいて、人類とは多様性であり、それ以上ではない。ジェノサイドはユダヤ人に対してなされた犯罪であるとしても、この犯罪はユダヤ人だけになされる犯罪ではない。それ故に、人類の下で裁かれなければならない、そうアーレントは考えたのである。ヤスパースにおいてもそうだろうか。ヤスパースのアーレントあての手紙において、ヤスパースにおける異なる考えを見出すことができるだろう。

ヤスパースは以下のように書いている。「もしイスラエルがいまの時代の窮余の解決策であり、あらゆる国家のありようをはるかに超えているユダヤ性のいうなれば守護軍であるとすれば、あるいはイスラエル国家にも他の国家とはちがう可能性があるかもしれない。この《国家以上のもの》が有効に働いているかぎりにおいてのみ、イスラエルはユダヤ人の関心の的たりうるのだと私には思えます。そして、

---

(19) Reponse: Le crime contre l'humanité a été crée en 1946 par le tribunal de Nuremberg pour dénoncer la barbarie nazie. La question se pose relativement au clonage reproductif de savoir si on peut l'assimiler à ces crimes-là. Il a semblé que tel n'etait pas le cas, c'est pourquoi une nouvelle catégorie de crimes est crée. Le clonage reproductif ou d'autres manipulations de ce type devraient être compris comme des crimes contre l'espèce humaine.（参照、『続・独仏生命倫理研究資料集 下』、千葉大学、2004年、440、454頁）

第5章　人類Menschheitに対する犯罪——ヤスパースとアーレント

もしかしたら私の考えは間違っているかもしれないにしても、この《国家以上のもの》が、世界を大いに困惑させるような尋常でない刺激的な行動をとることによって、人類という思想を現在の空しい形式主義から目覚めさせ、真剣な取組みを可能にするかもしれません。これが起こるとすれば、それは異邦人を守ろうとする衝動と、隣人愛と、すべての人間の連帯を、アダムの始原から引き出してきたユダヤ人によってなのです」(B. Nr. 275, 456 ; *221*)。すなわち、「世界を大いに困惑させるような尋常でない刺激的な行動をとること」とは、国際法廷へアイヒマンを預けるということを意味している。これが働いている限りにおいて、現在の形式主義の空無性から人類の思想の真摯さを救うことができるとヤスパースは言うのである。「形式主義の空無性」とは、イスラエルが行うアイヒマン裁判のことである。「人類の思想の真摯さ」とは、まさに、民族や国家を超えた「人類」の実質の実現（＝国際法廷）であり、多様性を超え出た「以上」、すなわち統一のことなのである。だからこれができるのは、まさにユダヤ人、「異邦人を守ろうとする衝動と、隣人愛と、すべての人間の連帯を、アダムの始原から引き出してきたユダヤ人」だというのである。人類とは単に多様性であるだけでなく、多様性の統一ということなのである。

　ヤスパースの作品の中にこの考えを裏付ける箇所はあるのだろうか。そもそもヤスパースの哲学の中に、「Menschheit」という概念は存在するのだろうか。初期の実存に関する著作の中に、Menschheitという言葉を見つけ出すことはできない。戦後の後期の三著作に、われわれはそれを見出すことができる。*Vom Ursprung und Ziel der Geschichte* (UZ) (R.Piper, 1948), *Von der Wahrheit* (VdW) (R.Piper, 1949), *Die Atombombe und die Zukunft des Menschen* (A) (R.Piper, 1958)の三著作である。

　以下のように出ている。

> 　そうでないとすれば、われわれ人間にとって真実に達成しうる統一とは、思想や象徴の現象形態においては同一化することなく、互いに関心を寄せ合う多種多様な歴史的根源の、交わりを通じての統一、——むしろ多様性において一者をあくまで隠れたままにしている統一、——もろもろの人間的可能性が試みて、しかも決着がつけられぬ無限の課題として、無際限の交わりの意志にともなわれて、かろうじて真のままにありうるところの一者、これ以外にはないのではなかろうか？
>
> 　……歴史の統一は人類の一本化として、決して完結されぬであろう。歴史は

起源と目標との間に成立し、そこに統一の理念が働いている。人間は、歴史という大道を進んでいる。しかし人間は、究極目標に到達して道を閉じるのではない。人類の統一とは、むしろ歴史の限界なのである。いうなれば、到達され、完成された統一とは、歴史の終わりを意味する。歴史とはあくまで、統一に関するもろもろの観念や思想をもってする、統一に導かれた動きなのである。

　人類はひとつの根源から発生し、そこから無限の分割を行ないつつ繁殖してきたが、今再び、分離されたものの統一へと前進している、というような空想の形で統一が考えられている。しかしこのひとつの根源は、経験的には全く闇に閉ざされている。とにかくわれわれが人間を見いだすところでは、人間はすでに、分散し、個人としても人種としても相違したものとなっている。われわれが眼にするのは、多数の文化の展開であり、いくたびもの文化の発生であるが、この発生には、すでに人間的な発展が先行しているはずであるが、これについてわれわれは知るところはない。――統一は、多数のものの対立を含んで出来上がっている、空想的な一箇の構成物として、われわれを動かしている。しかし以上のような空想や観念いっさいが、はっきりしないのである。(UZ.326；*480-1*)

　理性にとってのこの歴史の統一は、世界全体の歴史性の包越的な権威のイデーである。世界と人類史の深奥から、超越者である一者が発語しているのである。……彼は限定された性格を持つみずからの由来の固有の権威から、人類という一切を包括する権威へと高まるのであり、この包括する権威とは無限定に広やかで、豊かで多面的なものであり、ここから彼が固有の権威の中で活動し、みずからを広げ、変身することも可能となるのである。この統一は人類の世界史の自己同化から生れ出る (VdW. 836；*486,7*)。

　二者択一は、あるがままのありかたの経験によって答えられるのではなくして、このことまたはあのことのために活動しようと欲するところの、人間の決意によって決定される。すべての民族に、未定着ではあるが相互性への用意が存する。それは基礎づけられもし、また拒否もされた。人類が一つの根源と一つの目標をもつということ、人間としての人間はみな、彼らの間の闘争のすべてを、生死を賭けた闘争をさえも包越するなにものかによって、ともに一つに結ばれているということ、これはひとつの信仰であり、たしかに隠されるかもしれないけれど、理性的な人間であることそのものを失うという代価をはらっ

てだけそうすることができるところの信仰である (A. 113 ; *212*)。

以上のように、人間の根本状況をなお、「存在の四分五裂 die Zerrissenheit des Seins」と「突破による統一 die Einheit des Seins im Durchbruch」を求めての理性的運動とに見るヤスパース哲学にあっては、まさに「人類」とは、「多様性」と「統一」の調停しがたい二律背反的対立において成り立つと言える。初期著作において、実存の生成を「孤独」と「結合」との二律背反の運動に見たヤスパースは、「人類」においても、「多様性」と「統一」の二律背反に見たと言えるだろう。[20]

R・ヴィッサーはこのようなヤスパースの哲学を次のように特徴づけている。「別様にいうと、「開いた地平」と「全般的交わり」が、哲学することを象徴する。この哲学することとは、模範を示しながら方向を示しながら、世界の統一を押しつけずに、それを経験し、それを引き出し、それをくまなくめぐり、統一のなかの多様性をさけないという課題のために働いている」[21]。人間の実存をいまにも奪おうとする絶対化、独断化、全体主義化から人間を救い出すことを問題としてきたヤスパースは、ここでも、「自由としての存在 Sein als Freiheit」(Ph. 5 ; *8*)に立つのである。

最後に、フランス生命倫理法で「クローン人間を作ることは、人類の罪」とされたのは、アーレントの言う「人類」の意味だろうか、それともヤスパースの言う「人類」の意味だろうか。クローン人間を作ることは、一つの個体にとどまることであり、その個体に固執することである。この行為自体は、ジェノサイドとは異なり、多様性を犯すことにはならない。しかし、この行為は、「多様性の統一」を否定することになる。一つの個体を絶対化、独断化することだからである。したがって、ヤスパースの言う「それ以上の意味」、「人類という多様性の統一」を否定することになるのではないか。だから、クローン人間を産生することは、ジェノサイドと同様に「人類に対する犯罪」なのではないか。

---

(20) ヤスパースは「哲学的自伝」において、「人類の哲学 die Philosophie der Menschheit」の全体について自覚的な直観を獲得する eine bewußte Anschauung von der Gesammtheit der Philosophie der Menschheit zu gewinnen と書いている。哲学の世界史 Weltgeschichte der Philosophie から世界哲学 Weltphilosophie、「人類の哲学 Philosophie der Menschheit」へ。しかしあくまでも「世界哲学の曙の途上にいること wir sind auf dem Wege vom Abendrot der europäischen Philosophie zur Morgenröte der Weltphilosophie」がヤスパースの思想である。

(22) Richard Wisser, *Projekt und Vision einer "Weltgeschichte der Philosophie" und "Weltphilosophie" als Folgen der "Grundverfassung" von Karl Jaspers*, in: *Karl Jaspers:Philosophie in der Bewärung*, Königshausen & Neumann, 1995. S.134.; 邦訳『哲学の実存』(盛永・林訳、理想社、1997年) 164頁。

資料1
人間の尊厳を方位とする生命倫理アトラス

　人間の尊厳という概念をめぐって、人受精胚に対する診断と研究利用に関する生命倫理地図を描く。

Ⅰ）尊厳概念の批判
　——das Prinzip: In dubio pro libertate[1]
　　Hoerster（マインツ大学名誉教授・法哲学）の空虚な形式

　ホエルスターは、カントに立脚し、人間の尊厳は、人間を〈道具化すること〉、あるいは〈事物化すること〉の禁止として理解する。しかし、ホエルスターは、輸血など、生を救うために人間を道具化する例を挙げて、「今後は、人間の尊厳を傷つけることは、人間の道具化と等しいのではなくて、人間を倫理的に不正に道具化することと等しい。しかしそのことは以下のことを帰結する。人間の尊厳原理は、それだけを顧慮すると、正当な行為に対していかなる基準も差し出さなくて、その適用のために、正当であるものについての規範的価値規範をすでに前提としているということである。……かくして〈人間の尊厳は傷つけられてはならない〉という要求は、いかなる内容的な基準も含まない全く規範的に空虚な形式になっているということがわかる。……（なぜなら）人間の尊厳概念は道徳的に正しいもの、あるいは要求されるものの集合概念になっている。そして人間の尊厳を毀損することは道徳的に偽ったもの、あるいは認容できないものの集合概念になっているからだ」。以上の議論に立って、ホエルスターは胚研究について以下のように結論する。「上で例として挙げられた議論、〈胚研究は許されない、なぜならそれは人間の尊厳を毀損するからだ〉は、正確につぎの議論と同じことを意味している。〈胚研究は許されない、なぜならそれは許されないからだ。〉しかしそのような議論は議論という名前に値しないし、完全に無価値である。いかなる種類の基礎づけ

---
(1) Norbert Hoerster, *Ethik des Embryonenschutzes. Ein rechtsphilosophischer Essay*, Reclam, 2002.

る機能も知覚することはできない。ある行為をカントの意味でその行為が持つ〈道具化する〉特徴の故に人間の尊厳を傷つけることとして特徴づける人は、それによってただこのような行為を道徳的に許されないと見なしていると言っているにすぎない。しかし、それでもって彼は否定的価値判断に対する何らかの基礎付けを与えてない」。

II）両立可能テーゼ

　人間の尊厳を認めても、人間の尊厳と胚の毀損は両立し得ないという両立不可能テーゼと両立可能とする両立可能性テーゼが考えられる。最初に両立可能性テーゼを紹介する。これには、胚の身分を問う外延的戦略と人間の尊厳の内包を問う内包的戦略の二つがある。クヴァンテは次のように言う。「外延的戦略と内包的戦略に区別される。外延的戦略はある種の実体に人間の尊厳を否定する。しかるに内包的戦略はある種の行為はこれらの実体の人間の尊厳と両立するということを教える」(Quante、下記b）の④)。

a）外延的戦略――胚の身分を問題とする議論。胚は人間ではない
① R. メルケル（ハンブルク大学教授・法哲学と刑法）：『胚は権利を持つか』[(2)]
　この論文は「他の人間の目的のために胚を消費してよいのか？　胚をそのために作成してよいのか？人はこの作成をクローニングという方法で進めてよいのか」という問いに、「よい」と答えている。「もし胚が生への根本的権利や人間の尊厳を持った法的人格であるとするならば（事実はそうでないのだが）、いかなる目標といえども胚への消費的研究を正当化することはできないだろう。原理的根拠から初期の胚はそうではないのだから、初期胚の消費を道徳的に高位な (hochrangig) 目標と比較衡量することの結果は明らかに私には思われる。このような目標への胚研究は許容されるということである。……しかし、道徳的に高位な目標のために胚をその初期の段階において用いてよいなら、胚はこの目的のために作成されてもよい。

---

(2) Reinhard Merkel: Rechte für Embryonen? Die menschenwürde läßt sich nicht allein auf die biologische Zugehörichkeit zur Menschheit gründen, in: C. Geyer(Hrsg.), *Biopolitik*, Suhrkamp, 2001,S.51-64. 他の代表的論文：Embryonenschutz, Grundgesetz und Ethik, in: W.Schweidler et al (Hrsg.), *Menschenleben - Menschenwürde*, Lit, 2003, S.151-164.

……治療上のクローンの場合も倫理的問題はない。胚が消費的研究の目的のために作成されてよいならば、そのときこの作成の方法は道徳的に中立である。提供者の細胞からDNA移送によってクローン化されているこのような胚からだけ、幹細胞は獲得される。それは遠からず移植医療の問題を解決するであろう。そして今日、臓器のレシピエントがもつ重い苦悩を回避可能にするだろう。——これが道徳的に高位な目標である。……このような研究が道徳的に許され、研究の目標が命ぜられているのならば、その時研究そのものは道徳的に命ぜられている。刑罰に値する禁止という胚保護法の禁止は、もはや理由がないだけではない。それらは国家の社会的正義という義務、つまり病気、健康という自然の不平等な配分を補正することに対する国家の援助義務を侵害する。このような禁止は憲法に矛盾する。立法者はそれらを廃棄すべきだ」。

　すなわち、メルケルは胚は生への根本的権利や人間の尊厳を持った法的人格ではないとする。なぜなら胚は人格であるということを主張する、四つの議論、種の議論、連続性議論、潜在性議論、同一性議論はどれも欠点を持っていて胚は人格であるということを証明していないからだ。その際に、メルケルはあの有名な思考実験を提案している。それは胚から生命の保護や尊厳の保護という道徳的身分が取り去られる実験である。それはこうだ。「生命工学実験室で火災が発生した。燃えさかる火の向こうには、煙を吸って意識を失った赤ん坊と、シャーレに入った10個の胚がある。さてあなたはどちらかしか助けることができないとすると、どちらを助けるであろうか」。

②D. ビルンバッハー（デュッセルドルフ大学教授・実践哲学）：「**人格概念は生命倫理学の諸問題の解決において頼りになるか？**」[(3)]

　ビルンバッハーは、人間の尊厳ではなくて、人格概念を取り上げる。「人格概念はここ20年生命倫理にとって鍵概念となっている。たとえ意味論的に、あるいは論証的な意味で語られているというように、非常に多義的であるとしても」。そして人格概念に依拠していて、両極に対立した生命倫理学学派を二つの相反する学説、

---

(3) Dieter Birnbacher, Hilft der Personenbegriff bei Lösung bioethischer Fragestellungen? in: W.Schweidler, H.A.Neumann, E.Brysch (Hrsg.), *Menschenleben-Menschenwürde*, Lit, S.31-44.; "Hochrangigkeit" im Stammzellgesetz - Ein Kommentar aus ethischer Sicht, in: *Jahrbuch für Wissenschaft und Ethik*, de Gruyter,2003, S.353-359. なおビルンバッハーの代表的な著作としては、*Tun und Unterlassen,* Reclam, 1995, S.1-385 が挙げられる。

同等性議論と不等性議論に配分することができるという。同等性議論(Äquivalenz-Doktrin)とはこうだ。「生きている人間存在」と「人格」という表現の間には内包的、あるいは意味の同一性がある故に、すべて生きた人間存在は人格であるとするもの。これは神学者やキリスト教に影響された哲学者が主張する説だし、カントもまた、人間のクラスと人格のクラスとは完全に等しいとする。それに対して、不等性議論(Nichtäquivalenz-Doktrin)とは、生きている人間の存在すべてが人格であるのではなくて、特定の条件を満たすものだけが人格だというものである。だからここでは「生きている人間存在」と「人格」は内包だけではなくて、また外延も相互に違っている。たとえば誕生以前の段階における人間は、たとえ後に人間になるとしても、まだいかなる人格でもないことになる。だから人間であることの性質が人格であることの必要十分条件ではない。むしろ特定の性質が決定的である。例えば、思惟しうること、未来の意識、そして行為と理性の能力である。すでにこの定義は、ボエティウスの「人格は自然理性的個別的実体である」にみられる。

　しかし彼はこれらの議論を紹介したあとで、次のように言う。「私のテーゼは、両方の学説が決定的な点で欠点を持つということ、それ故に生命倫理学は人格概念を断念することがよいだろう」、と。欠点として挙げられているのは、意味論的不適切性（人格概念をプロクルステスのベッドにしてしまうというもの）、循環性（人格の概念にせよ、人間の概念にせよ、一般に、特に哲学的、法的言葉の使用において二重の機能を持っている。記述的と規範的ないし評価的内実である、というもの）、不十分な区別（人格概念は一切か無か式の概念で、いかなる段階も認めないというもの）、規範的不適合性である。

　規範的不適合性とは以下のようである。生命権だけではなくて、初期胚が持つ人間の尊厳も、法体系によると成人が持つ人間の尊厳と事実上同等ではないとして取り扱われる。人間の尊厳原理の中心的内実の一つはある存在の権利である。同意なしには、重大な仕方で他人の目的のために道具化されてはならないという権利である。生命権は誕生後も絶対的に妥当しなくて、狭い条件の下では衡量可能であるのに対し、人間の尊厳概念から出てくる権利は絶対的で、他の諸権利との比較衡量をのがれている。

　同等性の議論は、生まれた人間の強い生命権と、生まれない人間の弱い生命権の間の相違をなくす。そしてそれは、生まれた人間が持つ人間の尊厳からでる衡量不可能な権利と、生まれない人間が持つ人間の尊厳からでる衡量可能な権利との格差をなくす。同等性の議論が単純さを多く身につけてればいるほど、規範的適合性が

少なくなることにより高い代償が支払われている。不等性の議論もまた規範的に適切であるとは見なされない。不等性学説は規範的観点で欠点を示している。これは第一に、人格性の付加の基準が必要性（Bedürftigkeit）ではなくて能力（Fähigkeit）にさかのぼるということに基礎づけられている。自由権（何かをなしたり、しないことへ妨害されないことの権利）が人間に帰属するのは、人間が自由への能力があるからではなくて、自由への要求を持つからなのである。自己決定への能力の自律は、自己決定権の意味での自律にとって必要十分条件ではない。能力に基づいて付与された人格の身分は、道徳権の寄与の基礎付けにとってせいぜい副次的に重要である。人格の特殊な能力から結果として生じる必要性を超え出ていく。従って道徳権の付与は能力の所有に直接的に基礎づけられ得ると説くことによって、それは生命倫理学の思惟を誤った推論へ導くことになる。

　かくしてビルンバッハーは次のように結論する。「中核的役割は人格概念に明らかに荷が重すぎる。この概念はそれが解決するよりもより多くの問題を作り出す。その限り、道徳的権利や義務を問題とする生命倫理の議論を、人格概念へと引き戻すことをやめて、生きているものとの関わりへ導くことがはるかにそのためにプラスである。人格概念を断念することは喪失ではなくて、反対に透明性、相違、内容的尤もらしさを獲得する」。

　さらに、彼は「幹細胞法における『高位性』」という論文で、ドイツ動物保護法と比較しながら、研究の高位の概念を関係性において明らかにする。科学内部の基準に従った研究の高位は、研究の認可可能性の必要条件ではあるが、十分条件ではない。この研究が、ヒト胚の破壊的操作を伴う共謀の倫理的悪とそれとともにマイノリティーの感情を傷つけることと衡量して、倫理的－社会的観点でも十分に高位であるかどうかが、問題である。もくろまれた研究の目標がこの観点で倫理的に十分重要であるかどうかが決定されなければならない、と。明らかなことは、高位の概念は倫理的な価値判断に関係し、純粋に科学的な価値判断にだけ関係しているのではないということである。さもなければ何故この条件が医学的基礎研究だけを正当と認め、医学外の基礎研究を正当と認めるべきでないのかを説明しえないであろう。胚研究は予防、診断、あるいは治療上の進歩の意味で直接、あるいは間接の治療上の利用を目標にもつ研究に制限される。ここにおいても研究は高度な科学的方法的基準に一致しなければならないという高度の要求に相応する条件は、もっぱら必要条件として理解されるが、十分条件としては理解されていない。

③脳死体論[(4)]の議論を援用して、ダブロックらは以下のように言う

　「脳死における臓器提供への類推において、廃棄される胚は、その生命史を終えた人間の存在として、高位な治療上の研究目的のために提供されるということが支持されるように見える。その結果組織の使用により別の生命史がさらに生き続けることができる。脳死の場合と同様に、このような廃棄される胚は単純に生命素材ではなくて、ふさわしい崇敬（Pietät）の念をもって取り扱われなければならない」。

b）内包的戦略
④ M. クヴァンテ（ミュンスター大学教授・哲学）：『誰の尊厳？　どの診断』[(5)]

　この論文でクヴァンテは人間の尊厳と着床前診断（PID）の両立不可能論を取り上げ、それを批判するとともに、内包的戦略において PID と胚が持つ人間の尊厳を両立させる。「着床前診断の例で示されることは、とりわけ人間の尊厳原理は内包的戦略の使用のもとで生命医学倫理に対する中心的基礎づけの源であり得る。人間の尊厳原理を生命医学倫理の領域から追放する根拠はない」。

　最初に人間の尊厳概念の主要な特徴を挙げている。第一にこの概念は有機体の下方の人間の生命に用いられない。[(6)]第二に、人間の尊厳は譲渡できず、他の倫理的価値、原理、規範に対して衡量されないという特徴的倫理的身分を示す。第三に人間の尊厳は内容的にその担い手を決して完全に道具化してはならないという指令を含んでいる。次に三つの前提を挙げている。人間の尊厳原理は第一にわれわれの倫理的法的文化にしっかりと根ざしている。第二に人間の尊厳原理は私たちの倫理的信念の体系全体のしっかりとした中心的構成要素である。第三に人間の尊厳原理は生への

（4）Peter Dabrock und Lars Klinnert, Würde für verwaiste Embryonen?—Ein Beitrag zur ethischen Debatte um embryonale Stammzellen, in: *Zentrum für medizinische Ethik*, Heft130, 2001

（5）Michael Quante, Wessen Würde? Welche Diagnose? Bemerkungen zur Verträglichkeit von Präimplantationsdiagnostik und Menschenwürde, in: L.Siep und M.Quante (Hrsg.), *Der Umgang mit dem beginnenden menschlichen Leben*, LIT, 2003, S.133-152. またクヴァンテは以下の論文で、幹細胞獲得という目的での余剰胚を殺してもよいという立場を基礎づけている。Menschenwürde und der ethische Status des beginnenden menschlichen Lebens. in: *Association Internationale des Professeurs de Philosophie*, documentation Février 2002, S.48-58.; *Personales Leben und menschlicher Tod*, Suhrkamp, 2002.（→ PL）

（6）「下方の人間の生命」PL.68「有機体の下方の生命（例えば個々の細胞）」とある。細胞等と理解できる。

権利から区別される。そしてこの第三のテーゼを明確にすることからクヴァンテは解明を始める。クヴァンテは「生への権利」には二つの意味があると言う。一つは「厳密な生への権利」、つまり生への権利とともに生への義務が出てくる譲渡不可能なもの。他は「弱い意味での生への権利」、つまり人間が自己の決定で生を終わらせることの可能性を認めるもの。さらにクヴァンテは「人間の尊厳」と「生への権利」の二つは、第一に意味の等しいものとして見なされてはならないとし、それに対して二つの根拠を挙げている。第一に「生への権利」はいかなる譲渡不可能な権利でもない。倫理的に許容される自殺や、また自由意志での安楽死がその例である。第二に、他方「生への権利」は他の高位の財、例えば自律のようなものと比較衡量される。ここから彼が取り出す結論は、人間の尊厳がある実体に帰属するということはこの実体が生への権利を含むことを意味しない、ということである。ここには、一応結びつきがあるようにみえるが、しかし論理必然的な結びつきはない。そこで、クヴァンテの第三の前提は以下のようになる。「人間の尊厳というコンセプトは第一に人間の生命の神聖さの教えと一致しない。第二に厳密な意味でない生への権利と人間の尊厳の間には一応結びつきがある。第三に殺すことがどれも人間の尊厳と両立不可能とは限らない」。

　次にクヴァンテは両立不可能な論拠の代表を三つ取り上げる。1）人間存在を試しに生み出す方法は、人間の生の尊厳と一致しない。2）この方法では、人間の生は、吟味され、選択されるために作成される。胚は道具化される。3）PIDにおいて胚は胚が持つ病気や障害の可能性に基づいて除去される。障害者の人格を構成する性質が誰かが生まれない方がよいということの根拠となる。それは明らかにこの性質を持つすべての人間を辱めることである。しかしこれらの両立不可能な論拠は必ずしも、殺すことと人間の尊厳が両立不可能だとは主張していないとクヴァンテは言う。確かにPIDにおいては選択に基づいて殺すことが企てられている。しかしPIDそのものに道具化を見ることは難しい。遺伝的欠陥がある場合に胚を廃棄することは道具化と名付けられてはならない。殺すことは道具化ではない。道具化とは外的目的を必要とする。従って問題は、「殺すこと」ではなくて、「選択」という

（7）参照 .PL.95f.
（8）ここに注が付されている。「"prima facie verbindung" という私の言い回しは、ロスによって導入された 'prima facie duties' の言い回しに依拠している。重要なことは、単に一応の連関を示しているのではなくて、他の重要な観点によって衡量されうる妥当な連関を示している。」

ことになる。

　三つの論拠で核となっているのは、PIDによって企てられた選択が、人間の尊厳と一致し得ないということである。しかし誰の尊厳だろうか、とクヴァンテは問う。1）は胚の尊厳。2）は選択され、廃棄された胚の尊厳。3）は遺伝的欠陥を持って生きている人すべての尊厳である。従ってPIDと人間の尊厳は両立不可能という論拠の核は次のような命題になる。「人間の尊厳は、病気と健康へ方位する生命の質の評価に基づいて人間の生命の選択を行うことを排除する。それに対する根拠は、このような生の質の評価が一般に、人間の、あるいは当該の胚の、あるいは障害を持った特定のグループの尊厳と一致し得ないということである」。

　そこで生の質の評価の考察にクヴァンテは向かう。生の質の評価として、1）自然主義的基準、2）社会－客観的基準、3）相互主観的－理性的基準、4）主観的基準、がある。最後の主観的基準とは、相互主観的に追検証し得ない、いわば私的な体験性質のことを意味しているのではないとクヴァンテは言う。むしろ主観的基準は、自律的な諸人格が己自身の実存に対して、還元できない価値評価をしながら態度をとるということ、人格が生の企てをし、行為の目標を形式化し、自己の関心と価値表象を展開するということである。だからこの主観的地平は、私的なものではなく、相互主観的過程で追検証可能なものだとクヴァンテは言う。

　「どのような意味で人間の尊厳と生の質の評価は相互に両立不可能であるかが問われる。われわれが両立不可能テーゼの信奉者に想定することは、彼が生の質の評価の自然主義的な、社会客観的な基準だけを退けようとしているのではないということである。この弱い解釈においては彼のテーゼは確かに正しい。しかしまた生の質の評価が二つの他の基準に基づいても両立不可能であるだろうか？……　議論は、仮定され、私によっても承認された衡量不可能という人間の尊厳の特徴のうちにあり得る。生の質の評価によって人間の尊厳は自律や幸福に対して測定されないのか？　この熟慮は誤った推論に基づいていると思う。なぜならここで他のものと衡量されているのは人間の尊厳ではなくて、生への権利が人格的自律と個別的幸福に対して衡量されているからだ。人間の尊厳と厳密な生への権利が重なるということを受け入れることができないならば、そのとき後者の衡量は人間の尊厳に対するいかなる衝突をも示さない。われわれは価値評価しながらわれわれ自身の実存に対して態度をとりうるということが人格性に対するわれわれの理解の本質的な構成要素であるとするなら、そのとき生の質の査定のどれもが、人間の尊厳と両立不可能

であるというのではない。そのとき人間の尊厳と生の質の評価は両立不可能という無制限の両立不可能テーゼは偽りであらねばならない」。

「かくして私は結論に達する」と、クヴァンテは言う。「相互主観的－理性的基準で方向づけられた生の質の査定は必ずしも人間の尊厳と両立不可能ではないという結果である。それ故にこの基礎に基づく理性的に基礎づけ可能で適切な評価の場合に、一方に将来の幸福と苦悩、他方に生への権利の間でのこれを土台として企てられた衡量は、このような仕方で評価された人間の生がもつ人間の尊厳と必ずしも両立不可能ではない」ことになる。

ただし、クヴァンテはここでは、文字通り生と死が問題であるので、慎重にすることが重要だと指摘する。そしてより厳密な基準を提示する。それは「この障害ないし病気を持って現実に生きている人が、彼自身の生をこの事実に基づいて生に値しないものと評価していない（あるいはそうしないだろう）ということを理性的に追体験して理解し得るならば、われわれは胚の廃棄のための根拠としていかなる障害やいかなる病気をも受け入れるべきではない」ということである。

「特定の障害を持った生は主観的に意味に満ちた生であり得るかどうかという問いだけが問題ではない」、と彼は言う。「人間の尊厳と生の質の評価の両立可能性が与えられているとき、また問題であるのは、潜在的な両親、あるいは社会が正当な要求を持つかどうか」なのである。そして、以下のように主張する。「病気や障害がある子供の両親に援助が与えられ、この子供が社会によって一致団結して世話される連帯的社会において、この比較衡量は倫理的観点で病気や障害の多くの場合に人間の生に有利な結果になるだろう。もしこの比較衡量が障害ある人々の生に不利な結果になるならば、そのとき障害ある人の人間の尊厳に衝突するのはPIDではなくて、この社会の非連帯化した状態、そしてひょっとして多くの健康な人間の人格的価値像や世界像なのである。次の結論が必然的に導出される。現代社会が抱える問題を生命技術の投入により解き放すことができるという思想は危険な幻影である。むしろ逆にこの新しい技術的獲得物を倫理的に受け入れ可能な仕方で投入しうる前に、この社会の改善を必要とする」。

クヴァンテの補説として「人間の尊厳と人間の権利は同一の概念ではない」とする見解を挙げる。

④―1 M. シュテパニアンス：人間の尊厳と人間の権利は同一ではない[9]

　ビルンバッハーらにとっては「人間の尊厳を所有することは、まさしく人間の権利を所有すること」だから、人間の尊厳概念と人間の権利概念は同一である。それに対して、シュテパニアンスは二つの概念は同等（äquivalent）であるが、同一（Identität）ではない、と主張する。「核―容器（Kern-Schale）モデルは、両方の概念が規範的―実践的観点で原理上同じ価値を持つということを確かに含んでいる。けれども両概念の規範的同等性はそれらの同一性を含んでいない。それらは顕著な機能をもった異なった概念である。人間の尊厳はそれ自体いかなる権利でもなくて、権利についての承認を必要とする価値である。人間の権利は人間の尊厳ではなくて、それを保護する容器である。けれどもこれらの概念の相違は二つの概念がまた外延的に同等であるということを排除しない。核‐容器モデルによると、人間の尊厳を所有することは、人間の権利を所有することを含んでいる。そして逆も真である」。

　しかし、シュテパニアンスはこの関係は、根拠―帰結関係であると言う。「人間の尊厳は人間の権利の根拠、基礎あるいは源である。われわれは人間の尊厳の担い手であるが故に、われわれは権利を持つ。人間の尊厳は人間の権利の原因である。……根拠―帰結関係は、原因と結果関係と同様にアシンメトリーである。「根拠」はここでは「十分根拠」あるいは（明確に存在論的に）事物の自然秩序の「存在根拠」の意味で理解されている」。このことをシュテファニアンスは、さらに根拠―帰結関係が機能的か、論理的かという相違の手助けで明らかにする。「人間の尊厳を保証するために、人間の権利が存在する限り、人間の尊厳は機能的意味で人間の権利の〈存在根拠〉である。〈Aは人間の権利を持つ、なぜならAは人間の尊厳を持つから〉という命題はこの機能的連関の確認として理解されなければならない。源、根拠、基礎であり、この関係はアシンメトリーである」。したがって、核‐容器モデルは、人間の尊厳概念を人間の権利概念に還元することになるが、それは誤解であろうとして、「核‐容器モデルが明らかにするように、人間の尊厳は、にもかかわらず当然自然の出発点である。なぜなら人間の尊厳とともに初めて価値が設定されたからである。その価値を保護するために人間の権利が必要である」としている。

---

(9) Markus Stepanians: Gleiche Würde, gleiche Rechte, in: Ralf Soecker (Hrsg.), *Menschenwürde*, öbvethpt, 2003.

④−2 ゼールマン（バーゼル大学の刑法及び法哲学教授）[10]

　「われわれが尊重の義務を法の義務として明瞭に形式化することを試みるならば、われわれは不慣れな状況の中へ陥る。人間の尊厳の尊重への義務は、そのとき、他人を、権利や義務を所有しうる誰かとして取り扱うことの義務を意味する。人間の尊厳の尊重への要求は普通でない二重の機能をもつ。要求がすべての主観的な権利の根源、前提であると同時に自ら主観的な権利であるというように」。そして、「人間の尊厳の尊重の義務は個々の権利の尊重への義務と同一ではない。尊重の義務と個々の権利に関しての義務の間には前提の関係があり、同意の関係はない」とし、「人間の尊厳の保持への権利は個々の権利と同一ではないので、これはまた生への権利と同一ではない。同時に人間の尊厳の尊重への義務に違反しない殺すことのケースがある」。　例としてしばしば正当防衛の場合が挙げられる。「したがって、最も重要な個人の権利である、生への権利は、人間の尊厳の保持への権利に必ずしも含まれていない」と結論する。

⑤ L. ホンネフェルダー（ボン大学科学倫理研究所長）：「人間の胚の道徳的身分への問い」[11]

　「生殖医学、着床前診断、幹細胞研究をめぐる現在の議論においてヒト胚の道徳的身分への問いは重要な地位を占めている。問いそのものは新しくない」。しかし体外受精の技術とともに胚が母体外におかれ、それまで未知であったスペクトルが開かれた。すなわち、研究と治療における高位の目標がある場合、試験管中の胚をいかに取り扱うことができるのか。その道徳的身分は子宮の中にある胚の身分に比較されうるのか、いかにこの身分はそもそも規定されるのか。

　人間という種のもとに生じ、生まれた人間へと発生することができるまだ生まれていない生物にも生まれた人間の身分が認められることは明らかである。しかし妊

---

(10) Kurt Seelmann, Haben Embryonen Menschenwürde? Überlegungen aus juristischer Sicht, in: M.Kettner (Hg), *Biomedizin und Menschenwürde*, Suhrkamp, 63-80, 2004.

(11) Ludger Honnefelder, Die Frage nach dem moralischen Status des menschlichen Embryos, in: O.Höffe, L.Honneferder, J.Isensee, P.Kirchhof, *Gentechnik und Menschenwürde*, DuMont, 2002, S.79-110. そのほかの論文：Bioethik und Menschenbild, in: *Jahrbuch für Wissenschaft und Ethik*, de Gruyter, 2002, S. 33-52. ; Ethische Aspekte in der gegenwaertigen deutschen Diskussion um die Stammzellforschung,in: J.Taupitz(Hrsg), *Das Menschenrechtesuebereinkommen zur Biomedizin des Europarates*, Springer, 2002, S.183-194. ; Biomedizinische Ethik und Globalisierung,in: Albin Eser(Hrsg.), *Biomedizin und Menschenrechte*, Knecht,1999, S.38-58. など。

娠という目的のために生まれなかった、それ故に着床に至らなかった、ないしは母の子として生まれることを意図されなかった、あるいは母によりその受容を拒絶された胚は、妊娠と誕生を目ざした胚とは別の身分を持っているのか？　そうであるとするなら、人間の尊厳の授与は胚の生産における目的設定ないし、その受容の行為に依存させられるということになる。しかしまさにこのことは人権思想の核、すなわち人間の生命はどれもいわばその尊厳の外的意図から独立に承認されるという核に矛盾していることになる、とホンネフェルダーは主張する。さらに、われわれが生まれた人間から生まれていない人間へ道徳的身分を拡張し、人間の生命体の実在的潜在性（reale Potentialität）へ結びつける場合、その時、核移送によって生まれた胚も人間的生命体であることになる。そして着床後に人間の尊厳を付与する人々も、それ以前の受精後の段階の胚も保護なしにするのではないことを指摘する。

　このように人権の思想に留まる場合は胚の道徳的身分に立ち止まることが必要不可欠である。しかしホンネフェルダーも人間の尊厳の保護と生命の保護の間の連関を指摘する。そこには三つの連関がある。試験管の胚に保護だけが与えられ、人間の尊厳が与えられない場合。この場合は、他の仕方では到達しえない高位の目標に面して、この尊厳の保護の衡量の可能性が開かれる。しかし胚に無制限の保護が与えられる場合には答えは二つある。一つは、生命が生命と衝突する例外的場合において生命の保護の制限が命ぜられる、というものである。もう一つは無制限の尊厳の保護が生命の保護にうまく展開しえない場合である。ホンネフェルダーは言う。「妊娠を招来するために生み出された胚が除去不可能な根拠から妊娠へ導かれ得ないとき、それ故に尊厳の保護がただなお死なせることの形式においてだけしか実現され得ない場合において、生命の保護に奉仕する高位の目標に面して生命の保護の衡量が可能である。たとえばこの局限された状況において、たとえこれが死にゆだねられた胚の破壊に導くとしても、胚から幹細胞をたとえば取り出すことは、命ぜられた尊厳の保護に違反を示さない。……ここで疑いなしに留まっている重要な問いの解明は、もはや胚の道徳的身分へ立ち戻ることの助けだけでは帰結し得ない。なぜならそれは、尊厳の保護から帰結する保護の要求をどの程度広げなければならないか、そのさい葛藤する状況がどの程度考慮されうるのか、という問いに従事しなければならないからである」。

Ⅲ) 両立不可能テーゼ――反論

⑥ G. ダムシェン(ハレ大学研究員)と D. シェーンエッカー(ジーゲン大学教授);「将来のΦ」[(12)]

　先に紹介したメルケルの思考実験を捉えて、メルケルの主観主義、すなわち主観性をもつ存在だけが傷つけられるという主観主義を批判するのが、ダムシェンとシェーンエッカーである。メルケルの立場は困窮に方向付けられている主観主義で、道徳的権利と義務は傷つけられないという生命体の関心から生じるというものである。彼らは最初この主観主義を直接に攻撃している。すなわち、傷つけられるという基準は保護領域を納得のいくような仕方で制限することができないし、自己自身に対する義務を無視しているし、とりわけ分析的概念分類の成果として理解されえないからである。しかしこのように傷つけられるということが決定的な基準であるという仮説の下でも、胚は将来のΦである故に胚も傷つけられるから、胚から強い保護の権利を奪うことができないと彼らは間接的に反論している。もちろん、彼らは胚が眠っている人と同じ仕方で存在論的に潜在的にΦであるというのではない。「潜在性の両方の形式には相違がある。眠っている人は、特定の性質Φを実現することが可能な素質としての能力 (Fähigkeit) を持っている。発生能力のある胚は、特定の性質Φを実現しうるこの現実的な能力を持ってはいない」。しかし彼らは次のように言う。「胚は後に、眠っている人が持つこの能力を展開しうる現実的な資力 (Vermögen) を劣らず持っている。われわれが眠っている人の能力を尊厳をもたらすものとして尊重するならば、そのとき胚の資力も同じように尊重しないというのは首尾一貫していないであろう。胚の素質はなるほどいかなる現実的な能力でもない。しかしそれは現実的な資力である。何故現実的な能力と現実的な資力の間の相違が生と死の間の相違になるのか」。すなわち胚は、植物や美術工芸品とは異なり、近い将来のうちにそのような能力を形成しうる現実的な資力を持っているというのである。しかしメルケルの思考実験は、能力としての素質が資力としての素質に道徳的に優位するということを証明してはいないというのである。つまりメル

---

(12) Gregor Damschen und Dieter Schönecker, Zukunftige Φ, Über ein subjektivistisches Gedankenexperiment in der Embryonendebatte, in: *Jahrbuch für Wissenschaft und Ethik*, de Gruyter, 2003, S.67-94.; In dubio pro embryone. Neue Argumnte zum moralischen Status menschlicher Embryonen, in : DERS.(Hrsg.), *Der moralische Status menschlicher Embryonen*,W de G, 2003, S.187-268.

ケルは「倫理的議論における道徳的直観と倫理的議論における直観の役割の概念の解明について十分に努力しなかった」と批判している。

　疑わしきは具体的人間性のために。——しかしそもそも、「胚」は人間なのだろうか。この古くからある問いに答えることが必要である。この問いに対して有力な肯定的議論として登場してきたのが、間接的議論としてのNIP議論とメタ議論としての用心議論(Vorsichtsargument)、そしてこの二つが結びついた強い議論である。以下これらの議論を戦略として、たとえ治療方法の開発という高度の研究利用といえども胚の使用は認められないとする、ダムシェンとシェーンエッカーの論文を辿りながら、彼らとともに In dubio pro embryone をわれわれの成果、現代の真理として提唱したい。[13]

a) 間接的議論としての NIP 議論

　この論文は、人間の胚が研究目的で使用されてよいかどうか、人間の胚が普通の状況下で殺されてよいかどうかを論じている。だから、内包と外延が一致せずに、不正確に使用されている尊厳概念を定義づける無益な試みを避けて、つぎのように狭く限定された意味で尊厳概念を使用することから出発する。尊厳Mを持つ存在は普通の状況下では殺されてはならない、普通の状況下で殺されてはならないものは尊厳Mを持つ。そこで、問題は、「人間の胚は強い道徳的身分、すなわち、それが普通の状況下では殺されてはならないということを意味する尊厳Mを持つか」ということになる。この問いに対して、これまで肯定的議論としてSKIP議論が提出されている。

　種の議論(Speziesargument=S)：胚はホモサピエンスという種の仲間であるので、尊厳を持っている。推論であらわすと以下のようである。

1) 人間という種の構成員は誰でも尊厳Mを持っている。$\forall x(Mx \rightarrow W_M x)$
2) 人間の胚は誰でも人間という種の構成員である。$\forall x(Ex \rightarrow Mx)$
従って
3) 人間の胚は誰でも尊厳Mを持っている。$\therefore \forall x(Ex \rightarrow W_M x)$

　連続性の議論(Kontinuumsargument=K)：胚は連続的に、すなわち道徳的に重要な刻み目なしに尊厳を所有する成人へと成長する。推論であらわすと以下のよう

---

(13) Gregor Damschen/Dieter Schönecker, In dubio pro embryone. Neue Argumente zum moralischen Status menschlicher Embryonen, In: Gregor Damschen/Dieter Schönecker(Hrsg.), *Der moralische Status menschlicher Embryonen*, Walter de Gruyter, 2003.

である。

1）現実にΦである人間存在は誰でも尊厳Mを持っている。∀×([M×∧φa×]→W_M×)
2）人間の胚は誰でも、通常の条件のもとでは、連続的に、現実にΦである人間の存在に展開する。∀×(E×→k[M×∧φa×])
従って
3）人間の胚は誰でも尊厳Mを持っている。∴∀×(E×→W_M×)

同一性の議論（Identitätargument=I）：胚は道徳的に重要な観点で尊厳を持つ成人と同一である。推論であらわすと以下のようである。

1）成人は誰でも尊厳Mを持っている。∀×(P×→W_M×)
2）人間の胚は道徳的に重要な観点で成人と同一である。∀×(E×→P×)
従って
3）人間の胚は誰でも尊厳Mを持っている。∴∀×(E×→W_M×)

潜在性の議論（Potentialitätargument=P）：胚は人間となる潜在性を所有する。この潜在性は無条件に保護に値する。推論であらわすと以下のようである。

1）潜在的にΦである存在はどれも、尊厳Mをもつ。∀×(φp×→W_M×)
2）人間の胚はどれも、潜在的にΦである存在である。∀×(Em×→φp×)
従って
3）人間の胚はどれも尊厳Mをもつ。∴∀×(Em×→W_M×)

しかし、これらの議論は批判されている。例えば、S議論は自然主義的誤謬を犯している、従って大前提は成り立たないと。S議論は、識別議論としてだけ納得のゆくものである。最も強い議論とされているのがP議論である。しかし、P議論も大前提と小前提において議論の余地がある。前者は潜在性の概念が曖昧であるということに基づく。すなわち、論理的、蓋然的、素質的の三つの潜在性である。前二者の意味で潜在性が理解されると、議論は批判に耐え得ない。さらに、P議論は小前提を証明することができない。しかし、P議論は、K議論とI議論から数的同一性（numerische Identität）の概念を受け取ることができる。そうすると、P議論は真であるということが証明される。すなわち、数的同一性の概念とP議論の核である潜在性とを結びつけたのがNIP議論である。

1）潜在的な性質Φの担い手である生き生きとした人間の身体は誰もが、尊厳Mを持っている。$\forall x\,(K_M x \rightarrow W_M x)$
2）成長能力のある人間の胚は生き生きとした人間の身体であり、それは潜在的な性質Φの担い手である。$\forall x\,(Em x \rightarrow Km x)$

従って

3）成長能力のある人間の胚は誰もが尊厳Mを持っている。$\therefore \forall x\,(Em x \rightarrow W_M x)$

ここで採られている戦略は間接的戦略である。この戦略により、P議論は大前提の持つ困難を克服する。すなわち、胚に尊厳Mを否認する人も、胚に尊厳Mを認める人も同意する共通の前提「可逆的昏睡状態にある人（新生児、眠るもの）は殺してはならない」から出発する。この前提に対してはこれまでいかなる成功した、あるいは一般に承認された基礎づけも知られていない。しかし同様にこれまで前提が反駁されることもなかった。だから、この共にされた前提がいかに基礎づけられるかは問題ではない。この間接的戦略にとって決定的であるのは、通常の倫理的基準の下ですべての人がこの前提を共有するという事実である。だから、間接的戦略は非常に強い議論である、と彼らは言う。

推論の形式的妥当性は容易に見て取ることができる。誰もが認める事実は、可逆的な昏睡状態の人や新生児は保護されるということである。なぜなら、彼らは未来に現実的人格の特徴を意のままにしうる潜在性を持つからである。すなわち、原則1）現実にΦであることが尊厳Mに対して十分である。原則2）可逆的昏睡状態にある人（新生児、眠るもの）は、それが現実にΦであることなしに、尊厳Mをもつ。原則3）可逆的昏睡状態にある人（新生児、眠るもの）は潜在的にΦである。この原則により大前提が真となる。しかし、P議論だけでは明らかに十分ではない。われわれはどれが潜在的にΦの担い手であるか識別できない。しかし成人、可逆的昏睡状態にある人、新生児のような生きた人間の身体が潜在的にΦの性質を持つということを洞察した。従って基準は生きた人間の身体を持つかどうかということになる。続けて、「道徳的観点で等しい潜在性を成長する能力がある胚も持つ」という第二の前提も数的同一性の概念の助けを借りて成り立つ。なぜなら、数的同一性の思想は、人間は誰もがその胚の現存在から成長した年齢に至るまで身体的統一を作るということだからである。従って結論、「成長能力のあるヒト胚はどれも尊厳Mをもつ」が導出される。数的同一性は潜在性の識別議論として役立つ。

b）メタ議論　用心議論（安全主義）

　この議論は間接議論を補い、In dubio pro embryone をわれわれの時代の真理とするものである。この議論は安全主義－議論 (Tutiorismus-Argument) とも呼ばれている。ダムシェンとシェーンエッカーの議論をさらに辿ろう。

　二つの例が挙げられている。一つは猟師の例である。猟師が下草の中で動いているものを撃ってよいのは、彼がそこに動いているものが遊んでいる子供ではなくて、彼が得ることをもくろんでいる野馬だということを確信したときだけである。たとえ猟師がここしばらく獲物を射止めていず、彼や彼の家族がひもじい思いをしていたとしても、彼が誤って子供を殺すかもしれないと推定するに足る十分な根拠があるとき、彼は動いているものを撃ってはならない。なぜなら、危険はあまりにも大きく、食べ物を得るために動物を殺すことで得られるかもしれない利益と無辜の人間を殺すかもしれないという損害とが比べられるなどということはあってはならないからである。第二の例は、より人間の胚の道徳的身分をめぐる問題に非常に近い例である。古代の奴隷制度や植民地時代においては、今日誰もが人間であると捉え、それが持つ尊厳の身分を少しも疑わない存在者が奴隷とされたり搾取されたりしていた。黒人やインド人は価値を持った人間では決してないというテーゼが疑われた。猟師の例に類似して、以下のように論証される。このテーゼの弁護者は、労働力を獲得するという目的で、ひょっとして人間である存在者を奴隷化したり搾取することを守るというような危険をおかしてはならない。安価な労働力の獲得という利益が人間の奴隷化や搾取という起こりうる損害と較べられるなどということはあってはならない。

　二つの例においてわれわれは倫理的包摂問題と関わっている。狩人は、彼が人間を撃ってはならないということを、神の被造物である人間の種を殺してはならないということを、知っている。しかし彼は下草のなかを動いているものが人間か、動物かを知らない。スペインの植民地主義者は、人間が奴隷にされてはならないし、殺されてはならないといことを知っている。しかし彼らはインド人が人間であるかどうかを知らない。なぜなら彼らは殺すことを禁じているのがどんな性質Φであるのか知らないからである。従って、この例は一層難しい例であり、人間の胚を使用してよいかどうかという問題に類似した問題であると言える。われわれは誰もが新生児や可逆的昏睡状態にある人を殺してはならないということを知っている。しかしなぜ殺してはならないのかを、新生児や可逆的昏睡状態にある人がどんな性質Φを持つのかを、われわれは知らない。ここにメタ議論である用心議論で補う必

要性がある。すなわち、この議論は次のように言う。「ある存在が道徳的命令の適用範囲の事例であるかどうか十分疑わしい状況においては、現在の仮定とそれとおそらく結びついた肯定的結果と、もしその仮定をたてないときに人が被るであろう道徳的損害との釣り合いが決して受け入れられない場合なのかどうかということから出発しなければならない。」考えられなければならない要素は以下の三つである。1) 胚はいかなる尊厳Mも持たないという仮定が必然的にもたらす道徳的損害の程度。2) 胚はいかなる尊厳Mも持たないという仮定が必然的にもたらす（道徳的）利益の程度。3) 胚が尊厳Mを持つ（持たない）ということへの疑いの程度。人間の胚で例証すると以下のようになる。

1) 道徳的損害：人間の胚は尊厳Mを持つという前提のもとでは、胚を殺すことは、尊厳Mを担う存在あるいは人間という生物を殺すことがどれもそうであるのと同様に、道徳的に根本的に非難に値する。人間の胚を殺すことは決して些細なことではない。ところが、われわれがこの行為が道徳的に非難に値するものであることをともすれば忘れてしまうのは、われわれが通常尊厳Mを帰属させる存在のようには胚が見えないということ、すなわち、われわれが胚を実験という条件の下でしか見ることができないという事実からであろう。けれども人間の胚は受精後非常に早い時期において人間的特徴を持つのである。

2) 道徳的利益：人間の胚はいかなる尊厳Mも持たない、それゆえに殺しても構わないということから出発するならば、利益は非常に大きいように思われる。ヒト胚性幹細胞研究は生物学的－医学的基礎研究にとって、そして医学における直接的応用にとって大いに期待がもてる。ヒト胚性幹細胞は、万能細胞である故に、細胞・組織・器官の代用として大きな役割を担うと期待されている。このように期待された医学的成果がユートピア的願い物にすぎないかどうか議論することは措いておくとしても、ここでは二つのことが顧慮されなければならない。第一に、尊厳Mを持つ存在を普通の状況下では殺してはならない、ということ。基礎や応用へ向けられた研究といえどもこの普通の状況下に属する。健康な成人や可逆的な昏睡状態にある人を医学的目的のために殺すことは、たとえそれで他の多くの人の病気や死が差し止められるとしても、誰も合法的とは見なさない。それならば、胚が可逆的な昏睡状態にある人と等しい道徳的身分を持つなら、たとえ医学的目的のためでも、胚もまた殺されてはならな

---

(14) *Ebd.*, S.253

い、となる。第二に、再三再四指摘されているように、ヒト胚性幹細胞研究への代替物があるということ。疑いを査定する際にもこのことは重要である。

　3）倫理的疑い：用心の議論が、主張することは次のことである。ある行為を許容するかどうか十分疑われる場合には、その行為が重大な道徳的損害を伴うということが予期されるならば、この行為は中止されるべきだということ。胚は尊厳Mを持つかどうかということは確かに議論されている事柄である。しかし用心議論にとって決定的であるのは、胚はいかなる尊厳Mも持たないという立場に対して十分な疑いがあるという事実である。NIP議論はこの十分な疑いを基礎づけている。そしてこの疑いは非常に強いので、疑いは理論的な意味以上に認められなければならないということである。

　以上跡づけてきたことから明らかなように、確かにこの議論は尊厳を生み出すΦの性質を規定することを断念している。しかしそれに代えて、この議論は敵手も認める疑い得ない前提に基づいて人間の胚の尊厳を立証しようとする議論である。それにしてもなぜひとびとはこの議論とは反対に「人間の胚が尊厳Mを持つ」という命題を疑うことへ駆り立てられるのだろうか。このことをよく考えてみる必要がある。われわれの利害が、ともすれば「人間の胚は尊厳を持たない、それ故に利用してよい」という結論へ誘導しているのである。脳死は「人の死」か、という議論が、脳死の客観的議論ではなく、臓器移植の議論に取り込まれたのと同じ経緯である。先に述べた個人主義的功利主義が、市場経済優先が顔を出すのである。「人間の胚の尊厳身分への疑いを育て、あるいはむしろそもそも疑いを引き起こすものは、明白にこのような疑いと結びついている利害である（胚研究への医学的、そしてそれと結びついた経済的利害であれ、堕胎への個人的利害であれ）。正しい決断を探し求めることは、客観的に議論が均衡している場合に、このような利害によって一方的に影響されるかもしれない」[15]。しかし、それに抗してわれわれはその場合の道徳的損害の大きさ、および、代替手段があるということを考慮するべきである。そしてさらに、「あなた自身の身体が利用されることをあなたは認めるのか」と問わなければならない。「その時われわれは道徳的に注意深くし、行動を差し控えなければならないであろう。結論は In dubio pro embryone[16]。」

---

(15) *Ebd.*, S.255.
(16) *Ebd.*

⑦ O. ヘッフェ（チュービンゲン大学哲学教授）：「人間の原理としての人間の尊厳」[17]

はじめに人間の尊厳概念の曖昧さについて論じている。「人間の尊厳と名づけられるこの固有の価値は不可侵であるという思想は哲学的倫理学において、すなわち法と国家の倫理において高い位階を持つ。にもかかわらず、人間の尊厳原理の内実も体系的身分もいつも曖昧である。われわれが議論の密度に注意するならば、原理はまた哲学的倫理学の主要なテーマに全く属していない。自由、幸福、徳、意志の弱さ、あるいは快と、この原理は太刀打ちできない。原理がヨーロッパの文化、特にユダヤ−キリスト教の部分に非常に強く結びついているので、それは諸文化間に妥当しない、従って今日、グローバル化した時代にあって全世界に広がる拘束的原則に役立たないという危惧にいたる。なぜなら、最初に種々の宗教の信奉者、そして第二に非宗教的人間もいわば承認することができる原則だけが、全世界に広がって拘束力があるからである。

それ故に哲学にはいくつかの相互に密接に連関し合う課題が立てられる。（１）人間の尊厳という原理の内実は非常に広げられているので、（２）原理は諸文化間に妥当するものとして証明され、（３）証明は世俗的に、すなわち宗教的世界観的に有利な条件を断念して生じる、しかしながら（４）諸宗教の中心的仮定が傷つけられない、せいぜい諸宗教が原理の中に再発見されうる、（５）人間の尊厳という原理の体系的身分が明らかにされうる」。

引き続き、最高の法的・道徳的原理としてのこの概念について以上の観点で論じ、今日の問題状況を述べている。「さしあたり生物学的基礎をよりよく学び知るために、長い間には医学的、診断と治療の可能性を改善するために、若干の研究者が実験したがっている最初の段階、すなわちあの初期胚の具合はどうなのか？　われわれは研究者の全能の幻影を仮定してはならないし、神を演じることの試みをさせてはならない。（彼らは神と違い決して無から創造することができなくて、常に前もって与えられてだけ研究するので、彼らはどっちみちなしえない。）同様に黙示録的結果としての破局の状況の中で耽溺してはならない。最後にわれわれはパンドラの壺の比喩、魔法使いの比喩、あるいは堤防決壊の比喩を使い古してはならない。なぜなら

---

(17) Otfried Höffe, Menschenwürde als ethisches Prinzip, in: O.Höffe, L.Honneferder, J.Isensee, P.Kirchhof, *Gentechnik und Menschenwürde*, DuMont, 2002, S.111-141. その他の論文：Wessen Menschenwürde? Was Reinhard Merkel verchweigt und Robert Spaemann nicht sieht? in: C.Geyer (Hrsg.), *Biopolitik*, Suhrkamp, 2001, S.65-73.

ここには、一度解き放たれると彼ら自身の法則に従う自然の暴力があるからだ。

　単に人工的に、しかし完全に発生した胚は人間か、それともモンスターかという問いに対し、初期胚自身によって操縦された生命過程であることから、受精とともに人間となるとし、それに基づいてヘッフェの基本的立場が最後に述べられている。「限界を踏み越えることに諸限界が設定されている、という補足的な洞察に対しても同じことが妥当する。人間の生命の保護がそのような種類の限界に属し、このことはこれまでまだ反論されていない。……特に人間の生に奉仕するという医学研究の中心目標を思い起こすことができる。医師や医学研究者は人間の生を保護するという普遍人間的義務の中に置かれているだけではなくて、むしろ専門職を構成する位階である。つまり医師であることは人間の生のために活動することである。そしてヒポクラテスの第二の根本命題が意味するように、「害してはならない (primum nil nocere)」のなかに自己が選んだ課題の最小限がある。……明らかにこれらの議論は立法者の力から引き離されている。その上これらの議論は知的な道徳的、法的論議に屈しえない。すなわち、基本的な生命の保護（殺すことの禁止）を援助の命令に優先すること、精子、卵子の融合とともに、厳密な意味で人間の生命が始まるということ、この二つの主要な議論のことである。立法者が業績の (Leistungs-) 尊厳を表明するのは、彼がすべての人間の生命に対して持参金の (Mitgift-) 尊厳を承認するときである」。

⑧ U. アイバッハ（ボン大学組織神学教授）：「人間の尊厳、生の始まりと胚研究」[18]

　アイバッハもまた、一方に健康に対する闘い、そして他方に単に生物学的ー人間的生命と見なされた生命を消費的に取り扱うこととその選択が、技術によって支配される社会の行為の二つの相応する側面であると捉え、「生命の保護」対「救済の倫理」の構図で捉える。新しい治療法を開発するという高度の科学的目的でだけ、人間の生を殺すことを禁止するような基本的倫理的規範の無効が要請されるとき、誰が決めるのかという問いが残されている。新しい治療法の探求がこのような違反を許すほど重い病状であることを。そして次のように言う。「治療上の行為だけが生への奉仕でない。第一に尊厳の尊重、あらゆる人間の生の保護の尊重。始まりから

---

(18) Ulrich Eibach, Menschenwürde, Lebensbeginn und Embryonenforschung, F.S.Orduncu /U.Schroth/W.Vossenkuhl(Hrsg.), *Stammzellenforschung und therapeutisches Klonen*, Vandenhoeck & Ruprecht, 2002, S.194-199.

死に至るまでのあらゆる人間の生の尊厳を尊重することは、すべての治療上のかつ看護上の行為の不可欠の基礎づけである」。

⑨ J. ライター（マインツ大学カトリック神学部教授）：『遺伝的社会』[19]

　結局、政策上対立しているのは、「救済の倫理」か、「生の保護の倫理」かということになる。ドイツで1980年代から、遺伝子工学の問題に取り組んできたJ・ライターは、人間の尊厳といういささかインフレーション的に用いられている概念を空虚な概念ではなく、力動的な概念であるとし、次のように言う。「政治的、生命倫理的論争の中で、社会は目下二つの党派に分かれている。一方には胚研究の門戸を開く研究の倫理、なぜならそれは難病で苦しんでいる人々を癒すだろうという研究の倫理、もう一つは道徳的、宗教的な根拠から、胚を使用する研究に反対し、人間を苦悩させたままにする生の保護の倫理」。そして、救済の倫理に対しては次のように言う。「医学の目標は病気を癒し、苦悩を和らげることをめざしている。けれども、この目標は何を犠牲にしても追求してよいというものではない。道は生を選択したり、無化したりすることへ通じていてはならない。私たちは科学と技術でこの世にパラダイスを作り、生命の困窮に打ち勝ち得るという欺瞞的ビジョンから解放されなければならない」。20世紀の哲学者ヨナスも、「慈善の要求に対して一度抵抗しなければならない」[20]と述べている。また、H・レンクも、責任概念を「行為結果の責任」、「役割課題責任」、「普遍道徳的な責任」に分類し、これらの優先順位を論じているが、それによると、普遍道徳的な責任、他の生物の安全、幸福に関る責任を優先しなければならないと、述べている[21]。まずとにかく道徳的権利を尊重しなければならない、それを損害の回避、防止の先に考えなければならない。そして、さらに効用の考慮ということの前にそれを考えなければならない、このように優先規則というものを組み立てている。

---

(19) J.Reiter, *Die genetische Gesellschaft*, Topos, 2002, S.1-130；他の論文としては ,Menschenwürde als Maßstab, in: *Aus Politik und Zeitgeschichte*, DasParlament, 1.Juni 2004, S.6-13. 遺伝子工学の十戒、「第１の戒め：自然への干渉は倫理的に許容される。ただし……。第２の戒め：研究の自由は絶対的でない。……」で，日本でも早くから加藤尚武氏により紹介されている。Vgl., Ders., *Gentechinik*, Johannes-Verlag, 2002, S.41ff.
(20) H.Jonas, *Technik, Medizin und Ethik*, Insel, 1990, S.217
(21) H.Lenk, *Einführung in die angewandte Ethik*, kohlhammer, 1997, S.111f.

⑩ D. ミート（チュービンゲン大学教授・道徳神学）：『われわれは何をなし得るのか』[22]

人間の尊厳モデルを以下のようにまとめている。

	モデルA	モデルB
人間の尊厳の概念	超越論的理解。理性と自由（自律）に基礎を持つ。しかし、人間存在であることを除いて何らかの質なしに適用の先例とならない	経験的・パーソン論的・還元的理解、自己意識、自己尊重、あるいは個性の特徴のような質を適用。基礎付けは適用の先例となる
人間的生命体への態度	●人間的生命体の生命権 ●生命対生命という葛藤の場合比較衡量 ●遂行可能性における限界が容認される	●生命権に代えて、生命の尊重という弱い形 ●生命の尊重と他の権利財や根本的自由との比較衡量。生命の保護以外のものであっても ●遂行可能性が重要な基準である
生命の保護	●はじめから実体上、持続性と首尾一貫性 ●おのおの個々の生命体に関して	●漸次的 ●手続き的 ●個別化以前の人間の生命体としての初期胚に関しては個別的ではなくて、全体的に
人間の生命の個別的保護の始まり	卵子と精子の融合とともに	受精後14日、あるいは母胎に胚が着床する時期
法的手段の厳しさ	刑罰による	制限とすべての手続きの根本的監視
『人権と生物医学条約』の「適切な保護」(注)	使用されてはならない。無化されてはならない	「尊重」は制限された監視された手順に反映している
	キリスト教－カントの伝統を持つ中央ヨーロッパの国々	アングロサクソンの言語を用いる国々

注：第18条「1. 法律により体外にある胚に対する実験研究が許される場合には、胚の適切な保護を確保する。」(EU 評議会・1997)

Ⅳ）英米の議論

一方それでは英米の自由主義の側で人胚研究に対して否の考えがあるかというと、あると言うことができる。それもロールズの正義論からその方向を取り出すことができると主張する。

---

(22) Dietmar Mieth, *Was wollen wir können?*, Herder, 2002, 1-532.

⑪ Russel DiSilvestro——ヒト胚の潜在性[23]

　ロールズは、妊娠中絶についてはリベラルな立場を述べている。しかしM.ウォーレンは、ロールズは保守的立場であると指摘している。ディシルベストロは、それの裏付けを試みている。以下のように要約している。「ロールズの正義論における二つの異なった議論は、人胚の道徳的身分に関してむしろ保守的立場へ導くのが自然である。パターナリズムを論じるとき、彼は、原初状態にある当事者は、無知のベールの背後におかれていると仮定すると、無能力あるいは未発達の人間（human beings）として自分自身を守ることを捜し求めるだろう、と言う。人胚はそのような存在の例であるので、原初状態にある当事者は自らの胚の段階から自分自身を守ることを捜し求めるだろう。平等の原理を論じるとき、ロールズが主張するのは、原初状態にある当事者が原初状態に参加する能力（capacity）を持ったすべての人に対する根本的な権利を保障するだろうということである。幼児と若い子供たちの基礎的権利を保障するために、彼はこの能力を、時が来れば通常実現される潜在性（potentiality）として解釈することを続ける。人胚はこの潜在性を持つので、人胚もまた基礎的権利を持つべきだ」(p.285)。

　彼は推論を以下のように展開している。

1）パターナリズムにおいて

　「原初状態にある当事者を、成長していないために自分自身の利益を促進させることができない場合には（子供の場合）、あるいは自分自身の善を決定することができない場合には（重大な損傷、あるいは精神病の場合）、あるいは自らの善のために合理的に行為できない場合には（愚か、無分別、不合理の場合には）、ロールズは自分自身を守ることに気遣うものとして心に描くということが明らかである」(p.289)とし、それを以下のように推論の形で表す。

1．原初状態にある当事者は、彼らの人生の全期間を通じて、自らの善のために合理的に行為する力量が未発達のとき、自分を保護したいと考えている。
2．原初状態にある当事者は、彼らが子供の状態にある（あるいは傷つけられた、あるいは愚かな状態にある）ときは、彼らの善のために合理的に行為する力量が未発達の時期の一つである。

　それゆえに

---

(23) Russel DiSilvestro, Human Embryos in the Original Position, *The Journal of Medicine and Philosophy*, 2005, Vol. 30, No.3, pp 285-304.

3．原初状態にある当事者は、彼らの人生が子供の状態（あるいは損傷した状態、あるいは愚かな状態）にある時期は、自分自身を保護したいと考えている。

次にディシルベストロはこの人生の時期を胚の時期に適用していく。

「もし x が φ への力量を持つなら、x が φ することができないときでも、x はこの力量を持つ。結果として x が現在のところ φ することができないという単なる事実は、x が φ への力量を持つという主張を脅かさない。この助言が、たとえ力量が欠けているとしても、自分の善のために合理的に行為することができる力量をなぜ誰かが持つことができるかを説明する」(p.290)。

ディシルベストロは、「φ をすることのまだ展開していない能力を持つことは、φ をすることへの直接の能力を持つことに対する能力を持つことのようである」として、この能力を一次的能力である直接的能力に対して、二次的能力と呼ぶ。そして次のように言う。「（幼児、胎児、胚）は、φ をすることの直接の力量（すなわち彼らの善のために合理的に行為すること）を持つことから引き離された段階にいるけれども、彼らはそれにもかかわらず、この直接の力量を持つことの高次の力量を持っている。そして所定の胚は、質料的構成、記憶の鎖、基礎的信念や態度の類似性のおかげでついに φ をする十分成長した存在に同一でないけれども、胚はそれにもかかわらず、自己−同一的 (self-same) 存在であり、ついに φ をする有機体として自己−同一的有機体である。そのように推理の等価により、原初状態における当事者は、これらの個々の胚の安寧を望むはずである。そうすることにおいて当事者は彼ら自身の安寧を望んでいるのである」(p.292)。

従って以下のようになる。

1．原初状態にある当事者は、彼らの人生の全期間を通じて、自らの善のために合理的に行為する力量が未発達のとき自分を保護したいと考えている。

2a．原初状態にある当事者にとって、彼らが胚の状態にある彼らの人生の時期は、彼らの人生で彼らの善のために合理的に行為する力量が未発達の（できないか、あるいは全く欠けている）時期の一つである。

それゆえに

3a．原初状態にある当事者は、彼らの人生の間で彼らが胚の状態にあるとき、自分自身を保護したいと考えている。

2）平等の原理の場合

ディシルベストロは次のように言う。「問題を解く一つの道は，ロールズの謎め

いた表現を十分考えることだ。おそらく重要な能力を欠いているであろう人に正義を与えずにおくことは実践的に愚かであるということについての表現、「正義に適う制度に対する危険はあまりにも大きい」(24)である。そのような政策のありそうな結果をとくと考えることにより、われわれは、なぜ、原初状態にある当事者は——自分自身リスクを嫌って——それを拒絶するのだろうかということを知ることができる。例えば、事実を考えよう。そのメンバーが(たぶん)重要な能力を欠いている人間(human being)のあらゆるグループにとってそのメンバーが最初のグループのメンバーと区別しにくい重要な能力を所有する人間の第二のグループがいる。たとえ原初状態における当事者が最初のグループにおける人々と関わらないとしても、彼らは第二のグループにおける存在について関わるであろう。そして二つのグループは区別がつけづらいので、当事者は慎重に両方を守らないことよりもむしろ両方を守る方を選ぶだろう」(p.298)。

このように、ロールズの見解は宗教的・道徳的裏づけを必要とすることなく、人胚を保護することへ導くことができると、ディシルベストロは論じる。「もし正義についてのロールズ自身の著作が人胚の道徳的身分に関する保守的見解へ導くとするならば、人は何らかの道徳的、あるいは宗教的立場に依存する必要はないということが帰結する。公共政策を決定するためにこの保守的見解を引き合いに出すためにロールズ自身が想定するものの外に」(p.303)。

⑫外延的議論——Mark T. Brown[25]「人胚の潜在能力」
a) 閾値特性

ブラウンの議論は、外延的議論であると言える。「ヒト胚論争のこの観点の中心にあるのは、道徳的身分の問いである。もしヒト胚が子どもや大人と同じ道徳的身分を持っているならば、そのとき同じ基本的権利を持つ。もし、他方、ヒト胚が人主体保護の権利を与える道徳的身分を持たないならば、そのとき善行からの議論はヒト胚研究のための説得力ある正当化を供給することができるだろう」(p.586)。このように彼にあっては、道徳的身分は基本的権利と等しいのである。したがって、問いは、胚は道徳的身分を持つかどうかという問いになる。

---

(24) J.Rawls, *A theory of justice,* Cambridge, 1971, p,506.
(25) Mark T. Brown , The Potential of the Human Embryo, *The Journal of Medicine and Philosophy,* 2007, Vol. 32, No.6, pp585-618.

「道徳的身分のレベルはジョン・ロールズが閾値特性（range property）と呼んだものに基づいて画定されうる。すなわち、その閾値の中のすべての個人に等しく適合する特性に。——たとえメンバーのそれぞれが特性を満たす程度において異なっているとしても (Rawls, p.508)」(p.589)。

ブラウンは、閾値の敷居の条件として人間 (human being) ではなくて人格 (person) をあげている。以下のように述べている。「第一に議論は、人間であることが、色、宗教的マイノリティ、優勢な社会的グループの犠牲の人たちに道徳的保護を広げることができる唯一の閾値特性であるということを当然のことと決め込んでいる。しかしこれらの歴史上境界にあるグループのどれも、道徳的人格性の視野の中に含まれる。胚や胎児の生を除いて。胚の道徳的身分はこの仕方でだけ正当化される故に、人間であることは胚の道徳的身分のための正当化しうる基礎であるということを論じることは直接の論点を避ける問いであるだろう。

第二に、そしてもっと根本的に、議論は単純にプラグマティックな根拠でアドヴァイスしている。あたかも人間の平等が、平等の道徳的権利への責任を正当化するように行為すべきだと。いくつかのケースにおいて人権を広くとることは力の濫用に対して効果的な政治的セルフガードであるということは真であるだろう。しかし、胚のケースにおいて人間であることは十分な道徳的身分を正当化するということを証明しない。ヒト (Homo sapiens) という種におけるメンバーシップが道徳的身分のためのマーカーであるのはただ、自己意識、理性的自律、道徳的パーソナリティと対応させられているが故にである。そうであるなら、普通の対応が主張されないとき、胚のケースにおいてそうであるように、道徳的身分は、人の身分から読み取られることはできない」(p.594-5)。明らかにここではディシルベストロの議論を念頭に置いて批判している。

そして、嬰児や幼児の道徳的権利とは、それがパーソンという閾値特性を持つからであり、正義に適う制度にリスクが生じるからではないとする。

「嬰児殺しや幼児へのハイリスクな非治療的研究、幼児を守り育てることができないことは、道徳的に悪い。なぜなら赤ちゃんは彼ら自身のために価値があるからであり、単に名誉として与えられるパーソンとしてではなく、あるいは、あたかも彼らが人格であるかのように取り扱われるべきである個人としてでもない。なぜなら彼らの両親やほかの人々が彼らを愛しているから、あるいは彼らをパーソンとして取り扱うことができないことはまさに正義に適う制度 institution にリスクを引

き起こすだろうから、ではなくて、彼らはいくらかではなくて最大の重大な理由で侵害され得ない人の権利を持った人間 (human being) だからである」(p.591)。

 それでは胚はどうか。胚は、嬰児や幼児と同じ潜在性を持つのか、それとも、潜在性を持つとしても、幼児が持つ潜在性とは隔った潜在性であるのか。そこでつぎにこの潜在性の概念が問われることになる。

b) 潜在性議論——人胚は人の先行者（萌芽）であるということ。遠い潜在性

 そのさい、ブラウンは、ディシルベストロが使用した潜在性の位階 higher order potential という概念を用いる。そして、胚研究を進めてよいかどうかは、胚の潜在性の位階にある。この潜在性が推移的（能動的、同一性を保ち、関連がある）であるか、どうかにあるという。「道徳的身分の潜在性の位階を分析すると、胚研究に反対する Human Being 理論は、胚研究に賛成するパーソン論から区別される。人格性という潜在性の位階はもしそれが能動的で、同一性を保ち、道徳的に関連性があるなら、推移的である。もし、胚が持つ二次的潜在性 (second order potential) から幼児が持つ一次的潜在性 (first order potential) への推移が推移的 (transitive) であるなら、胚研究の反対者は胚の道徳的身分に力強く賛成論を述べる。もしそれが非推移的 (intransitive) であるならば、そのときパーソン論は道徳的身分のレベルの間に線を引くことができ、胚研究を進めることを許容する」(p.585)。

 ブラウンは推移的であるための三つの条件について述べている (p.599)。「第一に、推移的な潜在性は、どの段階でも能動的な潜在性である。能動的 (active) とは、個人の内在的本質が, その潜在性の実現における原理的、因果的要因である場合である。受動的とは、変化の因果的決定が外側から生じる場合である。能動的は中から、受動的は外の要因から」。「第二に、推移的な潜在性は、潜在力を実現する過程において個人がその本質的特性 (property) のどれをも失わない」ということである。「そして最後に、これらの能動的で、同一性を保持する特性は、十分に本質的に十分な道徳的身分の閾値特性に対する敷居の条件としての機能に価値がある」。そして、ブラウンは、ポテンシャルの位階のそれぞれを、この三つの観点で吟味し、推移的か、非推移的かを分析し、以下のように結論する。

 「しかし特性を発現させることの素質 (disposition) は、特性を開示するための実現された能力 (capacity) と等しくない。胚は、第一次的潜在性よりむしろ第二次的潜在性を持つ。というのは彼らの本質的な性質は意識を可能にする神経系の性質から離れた一段階だからである。精子と卵子は、第二次的潜在性を獲得するための

第三次的潜在性を持つ。すなわち、配偶子はともに、自己意識を獲得することができる幼児を生み出す能力を持っている一つの胚を生み出す能力を持つ。配偶子は胚を発生させる固有の性質を持っている。配偶子は、一連の出来事を起こす因果的力を持っている」(p.598)。したがって、人胚は、人の先行者だとし、胚や胎児は、二次的潜在性を持ち、卵子や精子は三次的潜在性を持つが、これらの潜在性は推移的でないので、人間が持つ道徳的権利を持たないと結論する。

　結局、潜在性の位階とはまとめて述べると、以下のようである。

　一次的ポテンシャル――幼児のポテンシャルで、能力を獲得することの能力。幼児は自己意識を欠いている。しかし幼児は自己意識のための潜在性を持った人間であり、神経系を持つ潜在性を持った人間である。

　二次的ポテンシャル――胚のポテンシャルで、一次的ポテンシャルを獲得することの能力。遺伝子型を持つ。遺伝上のプログラムを展開することは胚と未来の子どもたちの間の因果的連続の形式として理解されるだろう。ある意味で潜在的人格である。しかし、一卵性双生児や類似の現象は胚が人の幼児と同じ種の実体の基に生じないということを意味する。もし胚が生物学的個体でないなら、そのとき胚の展開は同一性を保持しない。なぜなら、保持すべきいかなる実体もないからである。かくしてヒト胚の潜在性は非推移的である。ヒト胚は人の先行者である。

　三次的ポテンシャル――配偶子のポテンシャルで、二次的ポテンシャルを獲得することの能力。因果的力、また同一性を保持しない。したがって、Personを生み出す潜在性を持つが、潜在的人格 (potential person) ではない。

　結論として、ヒト胚が潜在的に人格であるということは、ヒト胚は人の先行者であるということ、人の存在に先行する人の生の媒介する形式であるということだと、ブラウンは論じている。

資料2
胚保護法 Gesetz zum Schutz von Embryonen – ESchG, 13.12.1990

〔成立過程〕

　1978年の試験管ベビーの誕生をもって、生殖医学は研究の段階から利用の段階へと移った。ここに初めて人間が掌中にすることができた胚をどのように取り扱ったらよいのか、統一的な規則を作る必要が生まれた。ドイツ医師会は、はじめこれまでと同じように、職業法の中でこの問題を解決しようとした。しかし、当時ドイツにおいては健康政策に関して各州に権限が与えられていたため、統一的な法でこれを取り締まる必要があると立法者たちは判断した。

　1986年のベンダ委員会を皮切りに、各種の委員会が設置された。連邦医師会、調査委員会、連邦-州研究グループ、連邦司法省「胚保護法」作業グループなどである。委員会はそれぞれ一定の提言ないし草案をドイツ連邦議会等に提出した。これを受けて1990年「胚保護法」がドイツ連邦議会で議決され、1991年1月1日効力をもつに至った。このうち「胚保護法」の内容に特に大きな影響を持ったのは「ベンダ委員会」[1]と「連邦-州研究グループ」[2]であろう。この二つの委員会の提言は、胚の診断に関してはともに否定的であったが、「余剰胚」の提供、利用の点で相違があった。その相違について示せば、「ベンダ委員会」は許容、「研究グループ」は禁止である。結局、この相違が、現在の「ＥＳ細胞の樹立」の許容をめぐる胚保護法の解釈にお

（１）ベンダ報告 Bericht der gemeinsamen Arbeitsgruppe des Bundesministers für Forschung und Technologie und des Bundesministers der Justiz zu Fragen der In-vitro-Fertilisation, Genomanalyse und Gentherapie (Benda-Kommision)　成立：1984年5月－1985年11月、研究と科学技術のための連邦大臣の委任のもとでの専門家グループ。主宰：連邦憲法裁判所長 Dr.Ernst Benda 教授。内容：とりわけIVFの法的問題の解明、それと並んでゲノム解析と遺伝子治療の問題の解明。

（２）ドイツ連邦-州共同研究グループ Bund-Länder-Arbeitsgruppe"Genomanalyse"1990　成立：1988年11月－1990年6月まで。Bund-Länder-Arbeitsgruppe"Fortpflanzungsmedizin"の継続。議長：大臣の代表者、Buelow博士。内容：立法の規則必要の論究；医学的問い（相談、診断）、労働者のゲノム分析、刑事訴訟手続き、そして民事訴訟に重点。アンケート委員会の報告に従って、立法的処置への具体的提案をしている。アンケート委員会はこの領域を未解決のままにしておいた。

いても相違となって現れている。⁽³⁾もっとも、胚保護法の精神からいえば、本来余剰胚の存在はあり得ないのであって、したがってまた胚の提供もあり得ないことになるというのが共通の理解である。

〔前提〕

　これら委員会が提題を作成する際の基準としたのが、ドイツ基本法（Grundgesetz, 1949）と妊娠中絶法をめぐるドイツ憲法裁判所判決（1975年）である。

　ドイツ基本法1条1項には「人間の尊厳はふれてはならないもの（unantastbar）である。それを尊重し、保護することはすべての国家権力の義務である」と、2条には、「（1）何人も、他の人の権利を傷つけない限り、そして憲法上の秩序、あるいは道徳法則を侵害しない限りにおいて、みずからの人格性を自由に展開することの権利を持つ。（2）何人も、生命および身体を害されないことの権利を持っている。人格の自由は不可侵である」、と謳われている。ただし、「法に基づいてだけこの権利は侵害されることがある」と続いている。この1条と2条、「人間の尊厳」と、「生命の尊重」のどちらを上位の基準として重視するかで、当然予測される答えも相違することになる。すなわち、胚が「人間の尊厳」の保護領域のもとに（基本法1条）あるのか、あるいは単に「生命の保護」（基本法2条）のもとにあるのか、ということであり、ここに法学者の争いが生じている。⁽⁴⁾単に「生命の尊重」が問題である場合、生命への毀損を許すような場合があるということであり、胚の生命を比較考量することが許される場合があることになる。それに対して人間の尊厳を毀損するならば、人間の生への干渉はそのときいかなる場合であれ憲法に反する。「人間の尊厳」はいかなるものとも比較考量を許さないものだからである。したがって、ドイツ基本法5条で「芸術と科学、研究と教育は自由である」と謳われているけれども、この研究の自由といえども、「人間の尊厳」とは比較考量の対象になり得ない。問題は、受精した卵子は人間の生命としてその初期の段階においても人間の尊厳の保護のもとに（基本法1条1項）おかれることになるかどうか、ということである。

（3）胚保護法コメンタール Kommentar zum Embryonenschutzgesetz, R.Keller, H.-L. Günter, P. Kaiser, 1992。卵子提供だけが罰せられる。しかし胚提供はそうではない。このことは保護目的に鑑みて驚くべきことである。けれども意識的に留保された違法の空白部分なのである。胚提供を一般的に禁止することは不必要に思われる。

（4）Text des von Herrn Prof. Benda auf dem Evangelischen Kirchentags gehaltenen Vortrags, "Würde des Menschen－Würde des Lebens," 14.06.01.

これに続くのが、憲法裁判所判決である。憲法裁判所は、1975年と1993年の二度の判決において、「憲法上保証された人間の生命の保護は、未だ生まれていない生命をも包括する」ということを確認した。ドイツ憲法裁判所は、なるほど生命がいつ始まるかを明確には確認はしなかった。しかし裁判所の陳述は、人間の尊厳と生命の保護の関係において特に重要である。生まれていない生命を保護することの国家の根拠は、人間の尊厳の保護への国家の義務づけにある。義務の対象と限度は基本法2条2項によって規定されている。

　このことは妊娠中絶法218条においても表現されている。それに従うと、最初の妊娠週における中絶も、いかなる医学的適応事由もない場合には、法に反するものと見なされる。12妊娠週までの堕胎は法に反するが、相談義務の後での中絶は法に反しない。このように胚は着床以降刑法で保護されている。

〔胚保護法の対象〕
　「胚保護法」が保護の対象とする胚として意味されているものは、受精した、発生能力のあるヒト胚であり、それは核融合の始まりから妥当する。また「胚保護法」の意味における胚として、おのおのの胚から取り出される「全能」細胞も妥当する。すなわち、適合する新たな状況がある場合に、分割し、個人へと展開しうる細胞のことである。細胞の潜勢力はとりわけ細胞分割の経過の中でますます取り除かれ、その結果8細胞段階を越えては、今日の知識に従うと、いかなる全能細胞ももはや存在しないとされる。しかし細胞の束はすべてで全体形成への能力を持っているので、それはそれ自身の側で、胚として保護される。逆に孤立した万能細胞は「胚保護法」によって把握されない。万能細胞は、なるほど、異なった細胞や組織に生成しうるが、完全な個体へ展開しうる能力を欠いているし、すでに生まれた人の体細胞、たとえば、心臓、あるいは脳に存在しているような、体細胞と同じように取り扱われる。

〔禁止項目〕
　「胚保護法」は子宮に着床するまでの胚を保護する。これに立脚して、「胚保護法」は一連の刑罰に値する禁止項目を持つことになる。胚の維持に役立たないようなものは、胚に関してなされてはならない。したがって胚を使用する研究は禁止される。体外受精は、ただ妊娠へと導くためにだけ、そして卵子を生み出す婦人を妊娠へ導

くためにだけ、許されることになる。しかし胚提供は、卵子提供とは異なり、人間の生命の維持のための最後の手段としてだけ許される。これは、余剰の、ないし「廃棄される」胚との関わりにおいて重要である。それらは、もし提供されるならば、滅失へと至らない。胚の提供は、その維持に奉仕しない目的、たとえば、胚研究や、幹細胞の獲得のための胚の使用、また治療としてのクローニングという目的のためには禁止されている。全能細胞を取り出すことは、クローニングの禁止という観点でも把握される。一つの胚から全能細胞を取り出すことにより、法的に二つの胚が生じる。その上、除核されたヒト胚の中への細胞核移送は禁止されている。というのは、細胞核が取り出された人間と同じ遺伝情報を持った全能の人の細胞が生じるからである。細胞の再プログラム化は禁止されている。なぜならこの場合にいずれにせよ法の意味でクローンが生じているからである。胚の輸入は、直接に胚の維持に奉仕しない限り、禁止されている。

〔その後の議論――余剰胚の消費的研究をめぐって〕

　現在とりわけ議論されているのは、着床前診断と体外受精から生じたいわゆる余剰胚の消費的研究である。ベンダ委員会は1986年の報告において研究目的のための胚の生産の禁止に賛成の意見を述べた。したがって研究のための胚の生産は禁止されている。問題は、体外受精の際に不必要となった余剰胚を研究利用することである。この研究は目下のところドイツにおいては「胚保護法」によって禁止されている。それどころか、「胚保護法」は1周期に移送される胚の数を限定していて、そして凍結保存を禁止しているので、体外受精における余剰胚の成立は原理上ありえないのである。にもかかわらずドイツにおいては冷凍の胚が一定数存在している（国家ＩＶＦ管理局の報告によると、100以上）。それは、とりわけ婦人が移送前に病気になったり、事故にあったり、あるいは両親が移送をもはや望まない場合などに冷凍保存が行われるからである。

　幹細胞と、そこから取り出された組織と臓器の移植は特定の病気（たとえば、パーキンソン病、ハンチントン舞踏病、多発性硬化症、糖尿病、肝臓や心臓の筋組織）の治療を本質的に改善し、あるいは可能にするであろうと期待されている。そのような治療的目的の追求は憲法上、擁護できるだけではなくて、とりわけ命ぜられている。なぜなら、医学上の配慮の改善は基本法２条で保証された生命、健康そして病気の人の身体的完全性に奉仕するからである。医学研究も研究の自由において（基

本法5条）義務づけられている。研究はいつもまた将来の世代に対する責任を自覚することでもある。その結果行為すること、しないことがこの責任という観点で評価され、チャンスとリスクが相互に考量されうる。

（胚保護法改正賛成意見）

　1996年に、ドイツ学術振興会は、胚保護法に対して反対および危惧の意思表明、「『研究の自由』ドイツにおける研究のよりよい限定条件のための意見表明（1996年）[5]」を出した。以下のような概要である。

　ドイツ統一法が公布されるべきであるが、ドイツにおいて健康衛生の分野における立法の権限は州にあったので、IVFや胚研究を規制する、ないしは禁止することができるためには、連邦は刑法の手段を執らざるを得なかった。胚保護法の公布とともに、〈ドイツ医師会の中央委員会〉は医師の自己統制の機関としての活動を中止した。立法家が刑罰を付加したことは医師や研究者においてまだ理解されなかった。というのは、患者の治療や苦悩の軽減のためにもくろまれているこのような処置が課罰的な行為の汚名を着せられるからである。このことはこの領域に従事しようとする医師や研究者に動機づけの上でマイナスに作用し、そして特にこの領域を歩むことから若手を妨げている。

　IVFや胚研究の誤用を防ぐためには、職業法の規則や科学的な自己拘束で十分であったかもしれない。胚保護法の公布にまで至るほどに、職業法で保証されたドイツ医師会のガイドラインや科学者会議の提言が、ドイツにおいて遵守されていないと見なすべき理由はなかった。

　胚保護法によって、生殖医学のこの領域における研究活動はどれも窒息させられている。しかるに他の国々においては、意図せずに子供ができない人の純粋な治療を越えて大きな成果が収められている。たとえば、着床前診断において、遺伝的に制約された病気において、受精障害の診断においてである。

　胚保護法は、これまで公布された指針を越え出ていく指令を含んでいる。それはIVFの方法へ影響している。胚保護法に従って、3個より多い胚を1周期の中で、

---

(5) Deutsche Forschungsgemeinshaft, Forschungsfreiheit――Ein Plädoyer für bessere Rahmenbedingungen der Forschung in Deutschland,1996 より、抜粋。なお、ドイツ学術振興会は2001年5月3日に「胚性幹細胞を使用する研究への提言」を出した。これは、「胚保護法」を変えずに、胚性幹細胞研究へ着手するための提言である。

婦人にゆだねることを企てる人は罰せられる（§11 Nr.3）。同時に法は、1周期の中で婦人にゆだねられる以上の胚の製作を禁止する（§11 Nr.5）。この規定によって多胎妊娠は制限されるはずである。しかし同時に成功するIVFのチャンスも減らされる。卵子の性質が、たとえば高齢の婦人の場合において、そして精子の性質が損なわれている場合である。多胎妊娠は事実上減ぜられるであろう。それ故帰結されるだろうことは、この場合、胚保護法はIVFの実践に積極的作用を持つということである。しかし、そのような規定はドイツ医師会の指針としても採用されるだろうし、刑罰の威嚇なしにも遵守されるだろう。

「胚保護法」は決して変えることのできない絶対的な基準ではない。基準は、ドイツ基本法とそれに基づく憲法裁判所の判決である。したがって、あくまでもそこに基づくのであり、基づかないのなら、変更可能である。その点で次のことを確認しておきたい。ドイツ憲法裁判所は確かに胚に人間の尊厳の保護を認めた。しかし決して言わなかったことは、この人間の尊厳の保護は人の生命の初めから、それゆえ卵細胞と精子の融合から、生まれた人間と同様の範囲と程度において保たれなければならない、ということである。裁判所はむしろ非常に慎重に定義した。胚に人間の尊厳の保護が帰属するのは「少なくとも」子宮の中に落ち着くことからである、と。胚の発生身分に従って保護の段階があるということは、かくしてこの段階をもとにして憲法上排除されていない、ということなのである。

幹細胞研究という高度の治療的目標に面して、どっちみち死すべき胚から幹細胞を獲得することは、憲法上擁護できるように思われる。なぜなら、この胚はなるほど妊娠を導くために「作成された」けれども、もはやこの目的に用いられない、それ故にいかなる実在的生命のチャンスをもはや持たないからである（加えて両親のインフォームド・コンセントが与えられているならば、なおさらであろう）。移植の目的のため脳死後の臓器取り出しが許されているように、人間の尊厳の保護といえども——それは死者にも当然のものとして承認されているように——ヒトの有機体を絶対的に保護し、そして個々の細胞を治療的目的のために取り出すことを禁じることはできない。

さらに余剰胚の研究利用を以下の議論が弁護してくれる。余剰胚の第三者への提供は、結果として一つの生命が維持されるから、これを認めるべきというベンダ委員会以来の議論がある。加えて、ドイツ妊娠中絶法は、スピラーレ（避妊リング）をはじめとする着床を妨害する手段の使用を認めているという。母体内の胚が保護さ

れずに、母体外の胚が保護されるということは矛盾していないかという議論である。

　しかし、この賛成意見においても、研究の目的でそれを生産し即座にそれを無にする目的で胚を生み出すことは、胚の人間の尊厳の保護とは一致しないと認めている。

〔反対意見〕

　余剰胚の提供は、生命維持の観点から認められるかもしれない。しかしそれは遺伝的母親と生物学的母親に母親を分割することを生じ、子供の福祉という観点で問題を生み出すし、さらにここから誤用の可能性が生み出される。これは、胚提供に反対する「連邦-州研究グループ」の意見でもあった。さらにスピラーレの使用を認めることの矛盾については次のように主張している。「確かにスピラーレのような着床を妨害する手段を実際上受け入れていることにより、14日までの胚の身分が最も危ういものとなる。このことが実際に行われている以上、胚研究や着床前診断は、この期間の間許されざるを得ないことになる。しかし、一方に殺すことへ向けられた行為、胚をほかの人のために利用する使用と、他方に胚の成立に至るかどうか知ることなしに、着床を妨害する手段を使用することの間には倫理上、法律上、本質的な相違がある」[6]。従って、「胚保護法を変更しなければならない」という理論は成り立たない。

〔人間の尊厳〕

　胚の研究利用を認めさせようと主張する人びとは、「人間の尊厳」概念の空虚さ、曖昧さを非難する。「人間の尊厳」とは何か、これに答えることが、「胚保護法」が生きも死にもする言葉「shibboleth」[7]であることを指摘しておく。

　最後に、2011年11月21日に、3条に「3a 着床前診断：許可の指示」が追記されたことを付記しておく。

　　（本稿は、「解説『ドイツ胚保護法』は情け知らずか」、長島隆・盛永審一郎編『生殖医学と生命倫理』（太陽出版、2001年、259-27頁）をもとに加筆・修正したものである）

（6）Vgl. Ulrike Riedel, Wer die Ethik nicht fühlen will, muss das Recht hören. in: Sigrid Graumann (Hrsg.), *Die Gen-kontrovers*. Herder, 2001, S.102f.
（7）本来、合言葉という意味で使用されるが、「生きるか死ぬかの瀬戸際の言葉」という意味をもつ。参照、旧約聖書士師記 12,5-6 参照。Vgl. Johannes Reiter, Die Probe aufs Humanum —Über die Ethik der Menschenwürde. in: Sigrid Graumann(Hrsg.), *Die Gen-kontrovers*, Herder, 2001, S.79.

資料3
NIPT

　2012年に、99％の確率でしかも母体の少量の血液で染色体数的異常児を判定できるという新型出生前診断（non-invasive prenatal genetic testing: NIPT）の臨床応用をめぐり議論が起こった。日本産科婦人科学会は、マススクリーニング（ふるい分け）としての安易な実施は厳に慎むべきというコメントを出し、さらに医学会全体が、統一してこの診断に対して指針の遵守を決めた。

　指針では「妊婦が十分な認識を持たずに検査を受ける可能性がある」と指摘された。十分な認識を持たないことが、「妊婦に動揺や混乱を生じさせ誤った判断をする」可能性、つまりダウン症児などの「染色体数的異常児の出生の排除、さらにはダウン症児などの生命への否定」へ導くというものである。母体並びに胎児の健康・福祉のために行われる出生前診断が、本来選別のために行われる着床前診断とともに、選別に使用される恐れがあるということへの注意喚起の指針なのである。

　しかし、同じく非侵襲型の超音波検査の導入により、人工妊娠中絶の数が20年前の6倍、10年前の2倍に増えている事実[1]を考えると、どれだけこの規制が効力を持つか興味が持たれた。

　2014年6月に臨床応用の結果が報告された。報道によると、高年妊娠を主な理由に1年間で計7,775人が受診し、データが集計された7,740例のうち、陽性と判定されたのは142人（1.8％）で、確定診断を受けずに中絶した人が2人、陽性の判定を知る前に中絶した人が1人、確定診断で異常が判明したのは80％の113人、中絶を選択したのはうち97％の110人だった。

　カウンセラーの設置が義務づけられていたが、その効果はどうであったのか、診断即篩い分けになっていないか。詳しいことは解析結果を待たなければならないが、データを集計したNIPTコンソーシアムメンバーは、「安易に中絶を選んでいると

（1）毎日新聞2011年7月23日夕刊。

考えるのは間違いだ」と述べている、と書かれていた[(2)]。しかし、日本では胎児事由による中絶は認められていない。

　2016年7月16日に3年間の臨床研究の結果がフォーラムより報告され新聞各紙に掲載された。それによると、延べ3万615人が受診し、1.8％に当たる547人が陽性と判定され、指針に沿い、確定診断を受診したのが、417人で、そのうち94％に当たる394人が人工妊娠中絶を選択したという。また羊水検査など未実施が89人で、そのうち研究から離脱（中絶を選んだ）したのが、13人いたという[(3)]。

I）倫理的問題群

1）人工妊娠中絶

　中絶は古代から行われていた。望まれない妊娠はいつの時代にもあった。ヒポクラテスの誓いに従うと、医師は堕胎に手を貸してはならないとされていた。しかし堕胎は必ず罰せられるというものではなかった。夫の同意なしになされた堕胎のみが処罰されたのである。産む女性の権利（自律権）や生まれる子どもの権利（人間の尊厳）が問われるようになったのは、20世紀後半になってからのことである。そこでは、女性の自己決定権の問題と女性の健康の保護の問題が、他方においては未だ生まれていない生命の権利と保護の問題が問われた。また後者には、ヒト（生物学的・種的な意味）はいつから人間（道徳的権利主体としての人格）になるのかという問題もつきまとう。これらの問題を巡り、権利を持つのは生物学的・種的な意味でのヒトではなくて、自己意識を持つパーソン（人格＝道徳的・規範的意味）だとするパーソン論やP. シンガーなどの「利害を計算せよ」という選好功利主義、「私

---

(2) 2014年6月28日朝日新聞。このほかには、「このうち陽性と判定された内訳はダウン症が79人、心臓疾患などを伴う18番染色体の異常（18トリソミー）が49人、同様の症状を伴う13番染色体の異常（13トリソミー）が13人だった。妊娠継続を選んだ人もわずかいた。陽性判定を受けたが実際には異常がなかった人は13人。陽性と判定された人が実際にダウン症だった確率は約95％。他の2種類の染色体異常では約80％。また、陰性と判定されたものの、出産後に染色体異常が確認された人が少なくとも1人。また検査結果は陰性だったが、この検査では分からない心奇形や水頭症などが後に判明した人は4％」。
(3) 2016年7月17日朝日新聞。現在も、日本医学会の施設認定を受けた受診機関(規模は拡大)で、日本産科婦人科学会の指針を遵守し、NIPTコンソーシアムの臨床研究として実施されている。ホームページ（http://nipt.jp/rinsyo_02_1.html）上には、「検査を受ける前に考えておくこと」として、「遺伝子や染色体の変化に基づく疾患は、私たちにとって例外的なものではなく、人の多様性として理解し、尊重することが必要です」、と挙げられている。

のおなかは私のもの」とするフェミニズム、そして胚も潜在的にはパーソンであるゆえに中絶は不正であるとする「潜在説」などが登場し、論争が繰り広げられ、この論争は「胎児」から「胚」へ、アメリカからドイツへと引き継がれ、現在もなお続いている。

　目下中絶を認めない国はない。ただし、その認め方には、3種類あると言える。アメリカ、ロシアなどのように、妊婦の権利を認め、妊娠12週まで医師の手術により中絶を認めるという「期限モデル」。イギリスや日本のように、生まれていない生命に根本的に優先権を与え、例外的状況においてだけ、中絶が認められるという「適応モデル」。フランスなどのように、相談を義務づけるということを付加するもの、一種の苦境に対応する討議モデル（自己責任モデル）というもので、「苦境」ないし「困難な状況」が存在していなければならないが、しかし、法はこのような考慮される場合を詳細に規定しないというもので、女性の自己責任に基づく決断にまかせるものである。[4]日本は、適応モデルをとっている。刑法には堕胎罪があるが、母体保護法（1996年）により、22週までは、事由により中絶が認められる。ただし、胎児条項は撤廃された。[5]

2）出生前診断（PND）・着床前診断（PGD, PID）

　1978年ロンドンで世界初の体外受精児が誕生した。この不妊治療の技術は、ヒトの受精卵を人間が手にすることを初めて可能にした。さらに1990年から、30億塩基対のヒトゲノムの解明を企てるプロジェクトが発足し、遺伝子解析研究が進むと、人間はヒト胚を操作・改変することの可能性を手にした。まさに、人間が人類を改良するという、プラトン以来の夢（優生思想）が実現されようとしているのである。

　「適応モデル」では、中絶とは、あくまでも子どもの出生を望んでいる母体の心理的・身体的健康を考えてなされるものであり、胎児を理由として行われるのではない。羊水穿刺などの出生前診断は、胎児のうちから治療を始めることや、障害が

（4）Vgl., A.Eser, Neuregelung des Schwangerschaftsabbruchs vor dem Hintergrund des Embryonenschützgesetzes, in; H.Biefeld et al. (Hrsg.), *Würde und Recht des Menschen*, Königshausen & Neumann, 1992, S183-189;
（5）ところが、国際的には、日本は中絶大国と言われている。年々減っているものの、平成27年度は176,388件の中絶が行われたという（厚生労働省統計「衛生行政報告例」より）。胎児事由の中絶は認めないとされているにもかかわらず、なぜなのか。それは、母体保護法第3章第14条1の経済的条項「妊娠の継続又は分娩が身体的又は経済的理由により母体の健康を著しく害するおそれのあるもの」の流用による。

あることを親に早くから理解してもらうために行われるものである。

　子どもが欲しいが、遺伝病のリスクがあるため、産むことをためらっている夫婦に朗報となったのが、着床前診断である。体外受精し、その受精卵を調べ、もしその遺伝子を保因するリスクが高ければ着床させずに廃棄し、もしリスクがなければ、その受精卵を戻すという手法である。これだと出生前診断の場合のように、中絶のリスクがないので、母体は身体的にも精神的にも負担が少ないという。

　日本では、1998年に産科婦人科学会が、重度の遺伝病に限り、学会に申請し、認可を得ることを条件に、着床前診断の臨床応用にゴーサインを出した。その後2006年、デュシェンヌ型筋ジストロフィーだけでなく、一部の習慣流産についても適用を認めた。

　同じ診断でも「出生前診断」と「着床前診断」ではその本質が異なる。前者は、「産む」ための技術であり、後者は選別、排除するための技術である。ところが新たな検査法NIPTは選別に使用されていないか。さらに言うと、出生の排除、生命の否定の是非の問題だけでなくて、人間が、存在そのものの価値を忘れ、すべてを人間の価値にのっとって考える思惟、人間の価値思考が絶対的となること（存在忘却＝ニヒリズム）、このことこそが問題ではないか。ニーチェに倣っていえば「存在の腐る臭いがしないだろうか」。

II）ドイツなどの状況

1）ドイツ

①人工妊娠中絶

　西ドイツでは、1871年以来、中絶は原則禁止である。1927年より、医学的事由での中絶が例外として認められた。ナチの行為への反省で、1972年の刑法の起草において、優生学的事由（eugenische）ではなくて、胎児事由（embryopathische）が用いられた（これが世界に広がった）。導入の理由は、母親や家族に対する負担への配慮とされているが不明である。1974年の第5次改訂において、西ドイツは期限モデルを決めた。ところが法律の公布の日に、連邦憲法裁判所が、憲法違反の疑いがあるとして発効を差し止めた。この判決で「胎児も人間である」とされ、同等の尊厳をもって保護されることとなった。そのため1976年の改訂の際に、適応モデルとなった。医学的事由、胎児事由、犯罪的事由、社会的事由（経済的）が挙

げられた。しかし教会が胎児事由を批判した。

　統一ドイツで決まった1995年の妊娠中絶法218条⁽⁶⁾では、「妊婦の同意を得て医師により実施される場合」(§218a,(2))とあり、「妊婦の同意を得て」と挿入することにより、国家が行う優生手術とは異なるということを明確にした。そして「胎児の異常を理由に中絶できる」とする胎児条項を削除した。だが、胎児異常による中絶を「妊婦の生命や身体・精神上の健康に危険をもたらす場合」(§218a,(2))という規定に含んだ。

　妊娠中絶の費用は、医学的あるいは犯罪的事由の場合は、病院が肩代わりする。相談モデルの場合は、自費で支払うことになる。300〜400ユーロである。しかし収入のない婦人の場合は州に肩代わりを要請できる。医学的事由の場合に出生前診断も含まれるから、中絶のお金も病院が肩代わりしてくれるということになる。

②出生前診断（PND = Pränataldiagnostik）

　ドイツでは70年代より、重点プログラムとして、出生前診断が実施されている。各州はヒトゲノム相談所を開設し、遺伝子相談を開始している。こうして「人間の尊厳」が胎児に拡大される一方で、出生前診断が進められていく。「健康な子供を手にしたい」という自然な願望が科学を手にして進んでいく。そしてまた「私のおなかは私のもの」という女性の自己決定権が進んでいく。ドイツでは、出生前診断は法定医療保険の給付対象である。

③着床前診断（PGD, PID = Präimplantationsdiagnostik）

　1990年の「胚保護法」⁽⁷⁾により、受精卵は妊娠以外の目的での作成を認めないとされ、それ以外の目的での作成は罰則を持って禁止された。着床前診断をめぐり、様々な委員会等で議論が重ねられ、報告がなされた。着床前診断の問題状況について、出生前診断との兼ね合いで述べられているものとしては、1990年のベッケル委員会報告⁽⁸⁾がある。以下のように記載されている。「体外受精の助けで出生前診断を初期胚の段階へ移すこと（着床前診断）が外国において展開されている。立法機関が「利

---

(6) StGB, §218 Schwangerschaftsabbruch, 1995.
(7) Gesetz zum Schutz von Embryonen, 1991
(8) Böckel Kommission,1990. 1989年9月〜1990年9月、1990年10月に報告。構成：ドイツ研究技術省の大臣によって召集された研究チーム》遺伝子研究《。ベッケル (Franz Böckel) 他17名。

用」胚研究を取らないことにする限り、ドイツ連邦共和国においては着床前診断のためのどんな立法化も存在しないだろう。その他に、ドイツにおける自粛は着床前診断の一連の深刻な問題に基づいている。技術的障害の克服、個々の場合における倫理的熟慮である。最後に人間の相互的な責任に対する新しい問いが生じる。これまで出生前診断に対して、医師の行為の相互に矛盾する原則——例えば、生を維持し、助長すること、少なくとも病人を助けること、——そして家族や婦人の困窮を認識し、軽減すること——によって、個々の場合におかれた中道を見いだすことが肝要だった。この道は、古くからの、長い間行われていた医師の目標へ繋がっていた」。

　着床前診断に反対する議論を述べたものとしては、1997年の「ドイツ司教会議とドイツ福音教会協議会の共同宣言：知はわれわれにどのくらいよいことをもたらすか——予言する医学のチャンスとリスク」[9]が挙げられる。そこでは以下のように記載されている。「1．分化全能の細胞への着床前診断の場合、ドイツでは、胚保護法に対する違反が問題である。すでに受胎の瞬間から人間の胚には人間の尊厳と同様生への権利が帰属するという確信から出発している。胚はそれ故、すでに最初の段階において道具化や無化から守られなければならない。2．妊娠のために必要である以上の胚が産出されるとき、余分なノーマルと見なされた胚で何が生じるか問いが立てられる。病気と見なされた胚が廃棄されてよいのか。障害を持った胚を植え付けられることを誰も婦人に強制することはできないだろう。しかし研究目的のために切り取られた、場合によっては全能な細胞が保存されてはならない。3．分割の過程によって、そして——研究の間必要な——貯蔵によって「残りの胚」を傷つける可能性は排除され得ない。4．遺伝的に欠陥のある胚を選り分けることの目標を持った胚の生産は、生命に値する生と生命に値しない生の間の区別を前提する。5．着床前診断において、胚はその両親から解き離されている、特に母親から。実験室の中で、第三者の手に。このような診断は、試験管ベビーを根本的に拒絶するローマ・カトリック教会の教えに矛盾している。福音教会も、試験管ベビーを禁止する。その結果ここにも着床前診断に対する重大な熟慮がある。6．新しい堕胎法——そしてそこで立法者は胎児適応の文書化を拒絶し、そしてただ妊婦の至福に関して医学的適応だけを計画する——は、着床前診断を斟酌しない。立法者の意志

---

(9) Wieviel Wissen tut uns gut? Chancen und Risiken der voraussagenden Medizin Gemeinsames Wort der Deutschen Bischofskonferenz und des Rates der Evangelischen Kirche in Deutschland zur Woche für das Leben 1997.

に従うと、すなわち子どもの遺伝性疾患は堕胎のための根拠として考慮に入れられない。妊婦の過大な重荷だけが考慮される。

　試験管ベビーは子どものない両親に子どもへの願望を満たすために展開された。遺伝子研究と結びついて、それは今や特定の子どもへの願望を満たしうる。いつも新しい診断の可能性が、自己の健康と子どもの健康をも保証する願望を目ざす。将来人工授精において、すべてのパレットがテストされるかどうか予測できない。重い遺伝病だけでなくて、すべての可能なゆがみが、排除されるということが、問題となるかもしれない。ここに新しい優生学が起ころうとしていないか。そこにおいて特定の考えに従って人間が生み出されるという優生学が。着床前診断はそれゆえ現在それが解消するよりももっと多くの問題を作るように思われる。生まれない人間の生への眼差しにおいて、研究の諸限界を超えて原則的に倫理的に熟考されなければならない。胚保護法への眼差しにおいて、この領域の法的規則の問いが立てられる」。

　一方、着床前診断を評価するものとしては、ドイツ学術振興会『研究の自由』ドイツにおける研究のよりよい限定条件のための意見表明（1996年）[10]があり、そこでは以下のように記載されている。「出生前診断の現在のやり方は、中絶が、それ故子宮内の人間の殺人が、同時に母親にとってリスクやトラウマとなるものが帰結する。これに対して着床前診断の場合、初期の胚から、細胞が、たとえば、8分割の細胞の段階の胞胚が取り出され、遺伝的に調べられる。欠陥が確認された場合、胚は移送されない、ないしはただ病気でない胚だけが移送される。堕胎の葛藤状況は全く生じ得ない」。

　また、健康な子どもを持つ権利については、ドイツ健康保健省；立場表明2000年11月5日[11]（ボン）で以下のように述べられている。「健康な子どもを持つ権利が前提される場合に、PGDは道徳的に許容される。しかしこのような権利は存在しない。1.未来の両親ないし夫婦は、子孫を産むことを妨害されない権利を持っている。2.夫婦は生殖補助技術へのいかなる権利も持っていない。なぜなら生殖は人間の生を実現するためのいかなる基本的財をも示さないからである。　3.(省略)　4.両

---

(10) Deutsche Forschungsgemeinschaft, Forschungsfreiheit——Ein Plädoyer für bessere Rahmenbedingungen der Forschung in Deutschland,1996
(11) Bundesministerium für Gesundheit, Positionspapier der Bundesministerium für Gesundheit zum geplanten Fortpflanzungsmedizingesetz, Bonn,den 5.November 2000

親は健康な子どもへのいかなる権利をも持っていない。

　胚の道徳的身分を考えることは、PGD を原則的に拒絶することへと導かない。これに対して、PGD の社会に及ぼす他の影響は倫理的観点から評価しがたい。この懸念は目下すでに法的に許容されている人工妊娠中絶を伴う PND にも当てはまる。一つは、新しい技術や診断の可能性により人間の生殖はますます夫婦の個人的責任におかれることになる。このことは社会における連帯感の喪失へ至らざるをえない。かつては共同の運命であったものが、今や個人の課題になってしまうのである。もう一つは中絶を伴う PND と PGD は集団的「遺伝的健康」という優生学的ユートピアに一層手を貸すであろう。このことは現代の社会における障害者の組織的差別を強めるだろう」。

④極体診断（Polikörperdiagnostik＝PKD）

　そこで考えられた手法が極体診断である[12]。これは体外受精と顕微授精の使用とを結びつける手法である。精子が卵子に進入するとき、第2極体が押し出される。この極体を検査することで卵子がどんな状態かを知ることが可能となるというものである。受精以前の段階、すなわち精子が卵子に入った直後の段階は、まだ人間、尊厳を持った人間ではなくて、「もの」であり、診断・廃棄が可能だからという苦肉の策だった。ところが、2010年7月6日に、ドイツ連邦裁判所は、胚保護法に違反して着床前診断を行い、自らを告発した医師に対して罪を問わないという判決を下した。ついで2011年7月7日のZDFニュースでは、ドイツ連邦議会で、着床前診断に関して、日本と同じように、重い遺伝性疾患や死産・流産の危険性がある場合に限るという厳しい条件を付けて、許容したことが報ぜられた[13]。不妊治療の専門家であり、連邦医師会科学審議会の委員、リューベック大学病院産科婦人科のディレクターであるクラウス・ディートリッヒ（Klaus Diedrich）はつぎのように述べた。「確かに、子供を持ちたいと望んでいるのに、子供ができないとなると、これは大変なストレスであるだろう。この人たちの欲求をかなえることができる技術が手元にあるのに、この技術はひょっとすると生まれてくる子供の尊厳を傷つけるからと

---

(12) (Muster-) Richtlinie zur Durchführung der assistierten Reproduktion –Novelle 2006–, Bundesärtekammer, 17.Februar 2006.
(13) Vgl., Bundesärztekammer, Memorandum zur Präimplantationsdiagnostik (PID), Berlin, 17.02.2011

いって、使用してはならないと全面的に禁止してしまうのは、倫理の横暴というものだろう。倫理にそのような権限があるのだろうか？」。

⑤ NIPT

NIPTの導入にもドイツで問題がなかったわけではない。2012年の7月に、このテストは、差別禁止と遺伝子診断法に違反していると、関係機関に、差し止め要求が出された。「テストは医学上の、治療上の目的に奉仕する」とあるのに、ダウン症は治療可能ではないから、診断は遺伝子診断法に違反しているというものだった。しかし、州政府所轄官庁は、市場に流通するための書類が整ったので、関係機関はもはや差し止め不可能であると伝えたという。もちろんカトリックの司教会議も反対の表明を出した。さらに日本より遙かに安くできるこの血液テストの導入のさいには、ドイツ法律家連盟会長は、「両親の情報の権利よりも胚の生命の保護が優先する」と、法律で禁止することを要求したりした。[14] ドイツ倫理評議会は2013年4月30日に『遺伝子診断の未来——研究から臨床応用へ』という態度表明を出した。そこにおいて、NIPTをとりあげ、「妊婦が直面しなければならない決断の複雑性は高められている。だからこそ、医師による説明と相談への要請も高められている。医師はそこにおいて妊婦にさまざまな選択肢やそこから生じる可能性を説明しなければならない。特にダウン症の人の生活条件や生活の可能性について妊婦が啓蒙されることがこの相談において保障されるべきである」、とし、勧告B8において、「倫理審議会の多数意見は、障害を伴う人を承認し仲間とすることに関して、親子関係に関する根本的意味に関してここに投げられた基礎的問題の故に、刑法218a(1)に従う相談義務を越え出る保護義務の導入が必要であると考える」、と述べている。[15]

2）イギリス

イギリスでは、1967年に妊娠中絶法が制定された。適応モデルで、妊娠24週未満の段階では、妊娠継続のリスクが中絶したときより高い場合という条件で、人工妊娠中絶が認められている。[16] 生まれてくる子に重篤な障害につながる心身の異常

---

(14) Bernward Büchner: Ein Mensch darf auch im Embryonalstadium nicht „wegen einer Behinderung" getötet „und so in der schwerstmöglichen Form diskriminiert werden".
(15) Ethikrat, Die Zukunft der genetischen Diagnostik –von der Forschung in die klinische Anwendung Stellungnahme, 30. April 2013, S.153, 181.
(16) Cf.; (a) section 1 (1) of the Abortion Act 1967.

が生じる実質的なリスクがある場合は、出産直前まで可能。いずれの場合も2名の医師による承認が必要とされた。

　スコットランド地方では毎年500名の2分脊椎の胎児が生まれていた。血液中のAFPの値の高い妊婦が二分脊椎の子を産むということがわかり、スコットランド地方で1978年に出生前検査システムが開発された。この結果1996年には2人しか生まれなくなった。この導入の背景には、障害児を育てることにかかる国の費用と、スクリーニングにかかる費用を比べるという経済原理が働いていた。この予防システムがダウン症にも有効であるとわかり、イギリスでは2001年より「ダウン症スクリーニングプロジェクト」が開始され、2004年より全妊婦を対象として本格導入された。診断結果を積極的に妊婦に告知することを病院の義務と定めている。

　イギリスでは医療費は全額公費負担で、出生前診断の費用も、障害があるとわかったときの中絶も公費負担である。ただし、NTPTは全額自費負担で400ポンド以上かかる。個人による選択的中絶の背景にも、経済的コストという価値観が潜んでいるようでもある。地域ごとに相違があるものの、イングランド及びウェールズでは、2011年では、出生前診断でダウン症と診断された1231胎児のうち、生まれたのは87人で、931胎児が中絶された。中絶率は75%だった。13トリソミーは191胎児、18トリソミーは904胎児。生まれたのはそれぞれ21人、42人だった。初期スクリーニングへの移行が妊娠15週以前の中絶を伴う出生前診断の割合を増大させたが、高齢の婦人では割合が減少し、ダウン症の出生前診断後の中絶率が、1997-2001の5年間の92%から、2007-2011の5年間の90%に減ったという報告もある。

3）アメリカ

　1960年代まで、中絶はアメリカのすべての州で、母体の生命を救うため以外は厳格に禁止されていた。しかし1962年にモデル刑法が作成され、中絶の自由化が示

---

(17) Cf.; (d) section 1 (1) of the Abortion Act 1967.
(18) 参照：NHK：ETV特集：生命誕生の現場―第2回「生命の質」検査社会の到来(1998年2月3日)。渡部麻衣子「イギリスにおけるダウン症を対象とした出生前スクリーニングの発展と現状」http://www.ic.nanzan-u.ac.jp/ISE/japanese/database/discourse/2004watanabe.html
(19) Cf.,The National Down Syndrome Cytogenetic Register for England and Wales:2011 Annual Report, http://www.hqip.org.uk/assets/Core-Team/Congenital-anomalies/National-Down-Syndrome-Cytogenetic-Register-annual-report-2011.pd；参照：安井一徳、「諸外国における出生前診断・着床前診断に対する法的規制について」国立国会図書館 ISSUE BRIEF NUMBER 779（2013. 4. 2.）

された。それによると、ライセンスを持った医師が、妊娠の継続が妊婦の身体的・心的健康を重大に侵害する、あるいは子どもが重大な身体的・心的障害を持って生まれるリスクがあると判断した場合、あるいはレイプ等で妊娠が引き起こされた場合は、正当化されるというものだった。そして1973年、連邦最高裁判所のロー対ウェイド (Roe v. Wade) 判決で、12週までの人工妊娠中絶は完全にフリーとされ、女性は自由とプライバシーの権利に基づいて中絶する憲法上の権利を持つとされた。その後最高裁判所は、相談と中絶の間は24時間開けるなどを規定した。

しかし反動も起きた。特に最近は、キリスト教系活動家によるプロライフ運動が再び活発になり、また州知事がカトリック系の支持者が多い共和党であると、中絶禁止法が成立したりした（ノースダコタ州、アーカンソー州など）。しかし、成立後すぐに違憲訴訟が起こされ、法律は差し止められた。また2003年、共和党のブッシュ大統領のときに、中絶の一部（部分的出産中絶）禁止法案が議会で成立した。一時差し止められたが、2007年連邦裁判所が合憲とし、これにより多くの州で後期妊娠中絶が禁止された。さらに、医療保険を適用除外にするなどの規制を設けている州もある。

現在、アメリカでは60％の妊婦が出生前診断を受けているという。性の選別を含め着床前診断も日常の業務になっている。州ごとに、出生前診断に関する施策には相違がある。例えばカリフォルニア州では全妊婦に出生前診断の告知を義務付けたりしている。だからNIPTも含め診断を積極的に利用できる。ただし、羊水穿刺と異なり、MSP[20]による援助はない。診断を利用する人が増えているにもかかわらず、出生前診断後の中絶率が、（もちろん母親の年齢、母親の人種、民族等により相違はあるものの）以前のデーター92％から67-85％に減っている。これは、医療マネジメントが進歩したので、ダウン症の子供は、長く、健康に生きれるようになったことと、これら医療の進歩と平行して、家族に対する教育的、社会的、財政的援助が改善したことを反映していると考えられている。つまり、妊娠中絶を計画するためにではなくて、不確実性を軽減し、心構えをし、特別な出産プランを立てるために、出生前診断の手順を選ぶ婦人たちがいるということである。[21]

（本稿は、「周産期医療と生命倫理――国際比較」、窪田昭男・他編『周産期医療と生命倫理入門』（メディカ出版、2014年、 25-40頁）をもとに加筆・修正したものである。）

---

[20] Medicare Savings Programs 州が補助する制度。
[21] Jaime L. Natoli et al., Prenatal diagnosis of Down syndrome: a systematic review of termination rates (1995–2011), *Prenatal Diagnosis* 2012, 32, 142–153

あとがき

　1万5千の障害者等が殺害された病院があるハーダマール（Hadamar）は、地図ではフランクフルトの近郊にあるのに、大変交通の便が悪いところだった。連絡のいい電車を乗り過ごしてしまったために、途中何度も乗り換える羽目になった。しかも、リンブルクでは1時間ばかり待たなければならなかった。ただリンブルクには大聖堂があるし、大変美しい木組みの家の町並みがある。だから、退屈することなく過ごせた。ようやく着いたハーダマールの無人駅のそばにはキヨスクすらない。案内板を頼りに歩いて行った。坂を上り詰めたところ、駅から思ったほど遠くない場所にクリーム色のあの精神病院があった。病院内に、消灯されていて薄暗い記念館入り口があった。あまり訪問客はいないようだ。私が訪れたときも、2〜3人だけだった。概要が記された80枚ほどのパネルが並べられた展示室や映像室があった。一層薄暗い地下には、天井のシャワー用のノズルから二酸化炭素ガスが吹き出たガス室（Gaskamber）が残されていた。外には、窓に色を塗られカーテンを閉めた移送用の「灰色バス」の車庫もあった。さらに庭の奥には遺体が焼却され埋められた共同墓地跡（現在記念公園）があり、そこには記念碑が建てられていた。「人間よ、人間を尊重せよ」。帰りはもっとひどい目に遭った。見学する場所も何もない乗り換え駅で、事故のため1時間以上も待たされ、バスとICE（新幹線）を乗り継いで、マインツにたどり着いたときはもう薄暗くなっていた。陰鬱な気分でシャワーを浴びた。

　いつ頃から生命倫理と本格的に取り組み始めただろうか。そもそもの出発は、1995年在外研究でドイツ・マインツ大学に来ていたとき、たまたまカトリック神学部のシラバスを見ていたら、医療倫理という講義科目名が目に入ったからだ。講義の主は道徳神学の教授、ヨハンネス・ライターだった。そしてライター教授が講義の中で何度も使用する「人間の尊厳」に興味を覚えたからだ。はじめは本当のところ、ニーチェの哲学を出発点においてきた私にとっては、この概念に何とも得体の知れない違和感を覚えた。でもこの概念を講義中何度も耳にしていると、不思議と妙に得心したりした。カトリック神学部という異邦の世界がそれを助長したのか

も知れない。そして、ライター教授が当時所属していた、ドイツ議会付置のアンケート委員会（生命倫理委員会）の審議内容にも興味を覚えた。生の始まりと終わりの問題である。

そもそも1995年当時のドイツの関心は、1990年の東西ドイツの統一とともに生じた法律等の整備で、唯一残されていた妊娠中絶を巡るドイツ刑法218条にあった。すなわち中絶の規制のタイプが、東ドイツはアメリカ、ロシアのような女性の自己決定権を尊重する「期限モデル」、西ドイツは胎児の尊厳を尊重する「適応モデル」だった。1993年マラソン審議の末に決まったのは「期限モデル」だった。これにドイツ連邦憲法裁判所が「待った」をかけたのである[1]。もちろん、ライター教授はカトリックの立場で、人間は受精とともに尊厳を持つという立場である[2]。

昨年ライター教授にNIPT（新型出生前診断）について質問のメールを送った。すぐに返事が来た。そこにはNIPTと従来の出生前診断との相違について以下のように書かれていた。「なるほど、NIPTは、胎児に死の危険性が1％ほどある出生前診断と異なり、危険性がない。陰性の検査結果が出る限り、問題はない。しかしながら検査結果が陽性ならば、妊婦を突然に生か死か決定しなければならない状況に陥れる。それは羊水検査も同じではないのだろうか。羊水検査との相違は次のことにある。羊水検査には別の反省の機会が先行している。検査前に注意深く、慎重に、比較衡量しなければならない。それに対してNIPTにはそのような状況が前もってない。両親が正しい道を自分で見いだすのは困難であり、もはや処理しきれない。NIPTが流布すれば、おそらく世界にはダウン症の人がいなくなるだろう」[3]、と。

N・ローズは以下のように指摘する。「現代のバイオポリティックスは、生命の被造物としての人間の生命能力そのものをコントロールし、管理し、操作し、立て直し、調整するという増大するわれわれの能力と関わっている。それは生命そのものの政治であると、私は思う」。すなわち、現代のバイオポリティックスは、「誰を生かしたままにしておくか、誰を死ぬに任せるか」という受動的生の管理から、「誰を生かすか、誰を死の中へ廃棄するか」という積極的・能動的に生をコントロール

（1）結果として相談を義務づける「自己責任モデル」となった。
（2）Vgl.,Johannes Reiter, Ders und Rolf Keller(Hrsg), Herausforderung Schwangerschaftsabbruch, Herdrbücherei, 1992, ; Ders(Hrsg), Der Schein des Anstoßes, Herder, 1999. カトリックの考え方については、秋葉悦子訳著『ヴァチカン・アカデミーの生命倫理　ヒト胚の尊厳をめぐって』（知泉書館、2005年）を参照されたい。
（3）Johannes Reiter, Praena Test,16, April 2016（私信）

する力へ変遷したということである。しかもここで統御する生物学は19世紀の深さの生物学ではなく、オープンサーキットの「水平」のフィールドで作用する生物学なのである。結果として、生物学的リスクの確認は、病人、あるいは潜在的病人を、強制的治療、抑制、さらには排除の回路へとスイッチを切り替え、卵子、精子、胎児の場合には潜在的な生の軌道から生まれないことへ不可逆的に転換させた(4)、というのである。

　相模原の事件に関しては激しい怒りを覚える人も、NIPTで陽性と判定された人の90％以上が中絶というニュースを聞いても心を動かす人はそれほど多くないようだ。だから、iPS細胞の山中教授がニューヨークタイムズ紙に語った言葉は多くの日本人にはあまりインパクトを与えなかった。「受精卵と娘は大して変わらない(5)」。すぐに反応したのはローマ教皇庁だった。「どの子も生に値する lebenswert／愛するに値する liebenwert。選ぶのではなく生を受けること」——これは、ドイツ司教会議とドイツ福音教会協議会の共同宣言（1997）のモットーである。ライター氏はいつもそのことを語っていた。

　ライター氏にはお会いするたびに、ご著書、論文、そして膨大な委員会会議資料をいただいた。それに対して深く感謝申し上げるとともに、それを活用しきれずにいることを深くお詫び申し上げたいと思う。

　本著を書き終えるに当たり、千葉大学名誉教授飯田亙之先生、福井大学名誉教授山本達先生をはじめ多くの方々にお礼を申し上げなければならないのだが、特に加藤尚武先生に、この機会に心から感謝申し上げたい。私は、できの悪い哲学学徒で、しかもドイツ観念論は苦手だったので、学生時代には臆して、先生から直接に教わる機会を逸してしまった。でも生命倫理学を始めてからは、念頭にいつもあったのは加藤先生のご著書だった。すべて私にはアトポタトスであり、アポレインな域に達しているものであるが、様々な場面で道標となった。心から感謝申し上げたい。

　なお、原著初出はすべて、文献一覧に記載したのでそれを参照されたい。

　すでに、終わりの問題に関しては『安楽死法；ベネルクス3国の比較と資料』（東信堂）と『終末期医療を考えるために　検証：オランダの安楽死から』（丸善）を昨年出版した。しかし私の一番の関心は、誕生の場面である。今回は書きためてきた拙文を基に、始まりにおける「人間の尊厳」について、不十分ながらも私の思いの

---

(4) Cf. N.Rose, *The Politics of Life Itself,* Princeton U.P., 2007, p.253.
(5) New York Times, December 11, 2007.

丈を吐露することができた。末筆となったが、出版事情の大変厳しい中、問題の重要性を察知し、本書の出版の話を企画し、快くこのような機会を与えて下さった、リベルタス出版社長の眞田範幸氏、編集担当の瀬戸井厚子氏に心から謝意を表したい。

平成29年3月10日
盛永審一郎

文献一覧

【著書・論文】

Ach, J.S., Schöne-Seifert, B. & Siep,L. (2006)：Totipotenz und Potenzialität, *Jahrbuch für Wissenschaft und Ethik* 11, 2006, 261-299.（山本達訳『全能性と潜在性――ヒト胚性幹細胞樹立のさまざまな変型における胚の道徳的地位について』続・生命倫理研究資料集Ⅱ、富山大学、2008年、280-306頁）

Arendt, H. & Jaspers, K. (1985)：*Briefwechsel 1926-1969,* Piper,1985.（大島かおり訳『アーレント＝ヤスパース往復書簡 1-3』みすず書房、2004年）

Arendt, H.(1986)：*Eichmann in Jerusalem – Ein Bericht von der Banalität des Bösen,* Piper,『イェルサレムのアイヒマン』（大久保和郎訳、みすず書房、1996年）

Baertschi, B. & Mauron, A. (2008)：Moral status revisited: The challenge of revised potency, *Bioethics,* Vol. 24., pp.96-103.

Bayertz, K. (1995)：Eine kurze Geschichte der Herkunft der Verantwortung, in: Bayertz, K. (Hrsg.), *Verantwortung: Prinzip oder Problem?,* Wissenschaftliche Buchgesellschaft, S.3-71.

Binding, K. & Hoffe, A.(1920): *Die Freigabe der Vernichtung lebensunwerten Lebens,* Felig Meinerin,（森下直貴・佐野誠訳『生きるに値しない命を終わらせる行為の解禁。その方式と形式』窓社、2001年）

Birnbacher,D. (2003)："Hochrangigkeit" im Stammzellgesetz - Ein Kommentar aus ethischer Sicht, in: *Jahrbuch für Wissenschaft und Ethik,* de Gruyter, S.353-359.

Birnbacher,D. (2003)：Hilft der Personenbegriff bei Lösung bioethischer Fragestellungen? in: W. Schweidler, H. A. Neumann, E.Brysch(Hrsg.), *Menschenleben-Menschenwürde,* Lit, S.31-44.

Birnbacher,D. (2004)：Menschenwürde – abwägbar oder unabwägbar, in: Kettner(Hrsg.) *Biomedizin und Menschenwürde,* Suhrkamp, S.249-72.（忽那敬三訳、「人間の尊厳――比較考量可能か否か？」『応用倫理研究』第2号、応用倫理学研究会、2005年、88-101頁）

Braun,K.(2004): Die besten Gründe für eine kategorishe Auffassung der menschenwürde,in: M.Kettner(Hrsg.), *Biomedizin und menschenwürde,*Suhrkamp, 81-99.

Brown, M.T. (2007)：The Potential of the Human Embryo, in: *The J. of Medicine and Philosophy,* vol.32, No.6, November-December, pp.585-618.

Brown, M.T. (2009)：Moral Complicity in Induced Pluripotent Stem Cell Research, *Kennedy Institute of Ethics Journal,* Vol. 19, No. 1. 1-22.

Buber, M. (1936)：*Die Frage an den Einzelnen,* in: Werke Erster Band, Kösel / Lambert Schneider, 1962, S.215-66.（佐藤吉昭、佐藤令子訳「単独者への問い」、ブーバー著作集第2巻、みすず書房、1968年）

Buber, M.(1962)：*Zwiesprache* in: Werke Erster Band, Kösel / Lambert Schneider, 1962, S.171-214.（田口義弘訳「対話」、ブーバー著作集第1巻、みすず書房、1968年）

Chan, S. & Harris, J. (2008)：Adam's fibroblast?, *Journal of Medical Ethics* 34.

Dabrock, P. & Klinnert,L. (2001)：Würde für verwaiste Embryonen?―Ein Beitrag zur ethischen Debatte um embryonale Stammzellen,in: *Zentrum für medizinische Ethik*, Heft130, 64-66.

Damschen, G./ Schönecker, D. (2003) : Die Würde menschlicher Embryonen. Zur moralischen Relevanz von Potentialität und numerischer Identität, in: Ralf Stoecker(Hrsg.), *Menschenwürde*, öbvethpt, 201-225.

Damschen, G./ Schönecker, D. (2003) : In dubio pro embryone. Neue Argumente zum moralischen Status menschlicher Embryonen, in: Damschen, G./ Schönecker, D.(Hrsg.), *Der moralische Status menschlicher Embryonen*, Walter de Gruyter, S.187-268.

Damschen, G./ Schönecker, D. (2003) : Zukunftige Φ, Über ein subjektivistisches Gedankenexperiment in der Embryonendebatte, in: *Jahrbuch für Wissenschaft und Ethik*, de Gruyter, S.67-94.

DiSilvestro, R. (2005) : Human Embryos in the Original Position, *The Journal of Medicine and Philosophy*, Vol. 30, No.3, pp.285-303.

DiSilvestro, R. (2006) : Not every cell is sacred: A reply to Charo, *Bioethics*, Vol.20.,No.3., pp.146-157.

DiSilvestro, R. (2009) : Capacities, Hierarchies and the Moral Status of Normal Human Infants and Fetuses, *J. Value Inquiry* 43, pp.479-492.

Dürig, G. (1970) : Kommentar, in: Maunz-Dürig, *Grundgesetz Kommentar,* C.H.Beck' sche Verlagsbuchhandlung Rn28.

Eibach, U. (2002) : Menschenwürde, Lebensbeginn und Embryonenforschung, in: Orduncu, F.S. / Schroth, U./ Vossenkuhl, W. (Hrsg.), *Stammzellenforschung und therapeutisches Klonen*, Vandenhoeck & Ruprecht, S.194-199.

Engelhardt JR., H.T. (1983) : Viability and the use of the Fetus, in: Bondenson, W.B. et al(eds.), *Abortion and the Status of the Fetus*, D.Reidel, pp.183-208.

Eser, A. (1992) : Neuregelung des Schwangerschaftsabbruchs vor dem Hintergrund des Embryonenschützgesetzes, in; Biefeld, H. et al. (Hrsg.), *Würde und Recht des Menschen*, Königshausen & Neumann.

Feinberg, J. (1980) : Abortion, in: T. Regan (ed.), *Matters of Life and Death*, McGraw-Hill, Inc., pp.195-232. (谷口佳津宏、佐々木能章訳「人格性の基準」、加藤尚武・飯田亘之編『バイオエシックスの基礎』東海大学出版会、1988 年、47-65 頁)

Habermas, J. (2001) : *Die Zukunft der Menschlichen Natur*, Suhrkamp, 2001. (三島憲一訳『人間の将来とバイオエシックス』法政大学出版局、2004 年)

Hartman, N. (1966): *Teleologisches Denken*, Walter de Gruyter.

Hegel, G.W.F. : *Differenz des Fichte'schen und Schelling'schen Systems der Pilosophie,* Hauptwerke, (WBD)1.

Heidegger, M.(1962): *Die Technik und die Kehre*, Neske (小島・アルムブルスター訳『技術論』理想社、1965 年)

Hoerster,N. (2002) : *Ethik des Embryonenschutzes. Ein rechtsphilosophischer Essay*, Reclam.

Honnefelder, L. (1999) :Biomedizinische Ethik und Globalisierung, in: Albin Eser (Hrsg.), *Biomedizin und Menschenrechte*, Knecht.

Honnefelder, L. (2002) : Bioethik und Menschenbild, in: *Jahrbuch für Wissenschaft und Ethik*, de Gruyter. S. 33-52.

Honnefelder, L. (2002) : Ethische Aspekte in der gegenwaertigen deutschen Diskussion um die Stammzellforschung, in: J.Taupitz(Hrsg), *Das Menschenrechtesübereinkommen zur Biomedizin des Europarates*, Springer, S.183-194.

Honnefelder, L. (2002) : Die Frage nach dem moralischen Status des menschlichen Embryos, in: Höffe, O., Honneferder, L., Isensee, J., Kirchhof, P., *Gentechnik und Menschenwürde*, DuMont, S,79-110.

Höffe, O. (2001) : Wessen Menschenwürde? Was Reinhard Merkel verchweigt und Robert Spaemann nicht sieht? in: Geyer, C. (Hrsg.), *Biopolitik*, Suhrkamp.

Höffe, O. (2002) : Menschenwürde als ethisches Prinzip, in: Höffe, O., Honneferder, L., Isensee, J. , Kirchhof, P. (Hrsg.), *Gentechnik und Menschenwürde*, DuMont, S.111-141.

Huxley, Aldous (1932). *Brave New World*. (松村達雄訳『すばらしい新世界』講談社、1974年)

Insoo, H. (2008) : Stem Cells from Skin Cells: The Ethical Questions, *Hastings Center Report* - Volume 38, Number 1, January-February, pp. 20-22.

Jakob, E. (1996) : *Martin Heidegger und Hans Jonas*, Francke.

Jaspers, K. (1932) : *Philosophie 2*, Springer. (草薙正夫、信太正三訳『実存開明』創文社、1964年)

Jaspers, K. (1948) : *Vom Ursprung und Ziel der Geschichte*, R.Piper. (重田英世訳『歴史の期限と目標』理想社、1974年)

Jaspers, K. (1949) : *Von der Wahrheit*, R.Piper.(上妻精・盛永審一郎訳『真理について4』理想社、1997年)

Jaspers, K. (1958) : *Die Atombombe und die Zukunft des Menschen*, R.Piper. (飯島・細尾訳『現代の政治意識 上・下』理想社、1976年)

Jaspers, K. (1976) : *Die Schuldfrage Von der politischen Haftung Deutschlands*, Piper. (橋本文夫訳『戦争の罪を問う』平凡社、1998年)

Jonas, H.(1963) :*The Gnostic Religion*, Bacon,1963. (秋山・入江訳『グノーシスの宗教』人文書院、1986年)

Jonas, H. (1973) : *Organismus und Freiheit. Ansätze zu einer philosophischen Biologie*, Vandehoeck & Ruprecht.

Jonas, H. (1984) : *The Imperative of Responsibility*, Chicago.

Jonas, H. (1979): *Das Prinzip Verantwortung*, Suhrkamp. (加藤尚武監訳『責任という原理』東信堂、2000年)

Jonas, H. (1987) : Laßtuns einen Menschen klonieren: Von der Eugenik zur Gentechnologie, in: *Technik, Medizin und Ethik*, Insel. S.162-203.

Jonas, H. (1990) : *Technik, Medizin und Ethik*, Insel.

Jonas, H. (1992) : *Philosophische Untersuchungen und metaphisische Vermutungen*, Insel.

Jonas, H. (1992) : Rechte, Recht und Ethik: Wie erwidern sie auf das Angebot nuerster Fortpflanzungstechniken?, in: *Philosophische Untersuchungen und metaphysiche Vermutungen*, Insel, S. 147-169.

Jonas, H. (2003) : *Erinnerungen*, Insel.(盛永・木下・馬渕・山本訳『ハンス・ヨナス「回想記」』東信堂、2010年)

Kant, I. (1786) : *Metaphysik der Sitten*, Akademie Bd. Ⅵ. (深作守文訳『人倫の形而上

学基礎づけ』理想社、1965 年)
Kierkegaard, S. (1849) : *Krankheit zum Tode*, Eugen Diederichs Verlag. (桝田啓三郎訳『死に至る病』筑摩書房、1963 年)
Knoepffler, N. (2004) : *Menschenwürde in der Bioethik*, Springer.
Lenk, H. (1997) : *Einführung in die Angewandte Ethik –Verantwortlichkeit und Gewissen*, W.Kohlhammer (山本・盛永訳『テクノシステム時代の人間の責任と良心』東信堂、2003 年)
Levy, N. (2002) : Deafness, culture, and Choice, *J Med Ethics,* 28. pp.284-5.
Merkel, R. (2001) : Rechte für Embryonen? Die menschenwürde läßt sich nicht allein auf die biologische Zugehörichkeit zur Menschheit gründen,in: C.Geyer(Hrsg.), *Biopolitik*,Suhrkamp, S.51-64.
Merkel, R. (2003) : Embryonenschutz,Grundgesetz und Ethik,in: W.Schweidler et al (Hrsg.), *Menschenleben - Menschenwürde*,Lit. S.151-164
Mieth, D. (2002) : *Was wollen wir können?* Herder.
Mill, J.S. (1859) : *On Liberty*, Collected Works of J.S.Mill, vol. XVIII . (塩尻公明、木村健康訳『自由論』岩波文庫、1971 年)
Moore, G.E. (1903) : *Principia Ethica*, Cambridge. (泉谷周三郎・他訳『倫理学原理』三和書籍、2010 年)
Morinaga, S. (2011) : Die aktuelle Debatte über Forschung an menschlichen Embryonen und Menschenwürde aus japanischer Perspektive, *Zeitschrift für Medizinische Ethik* (Schwabenverlag, Germany), 57 Heft1, S.39-52.
Müller, W. E. (1988) : *Der Begriff der verantwortung bei Hans Jonas*, Athenäum.
Munthe, C. (2001) : Divisibility and the Moral Status of Embryos, *Bioethics*, Vol.15, Nr. 5/6, pp.382-397.
Neumann,U. (2004) : Die Menschenwürde als Menschenbürde,in: Kettner(Hrsg.) *Biomedizin und Menschenwürde*,Suhrkamp,2004, S. 42-62.
Puccetti, R. (1983) : The life of a person, in: W.B.Bondeson et al(eds.), *Abortion and the Status of the Fetus*, D.Reidel, pp.169-182. (片桐茂博訳「〈ひと〉のいのち」、加藤尚武・飯田亘之編『バイオエシックスの基礎』、東海大学出版会、1988 年、33–46 頁)
Quante, M, (2010) :*Menschenwürde und personale Autonomie*, Meiner. (加藤泰史訳『人間の尊厳と人格の自律』法政大学出版局、2015)
Quante, M. (2002) *Personales Leben und menschlicher Tod Personale Identität als Prinzip der biomedizinischen Ethik,* Suhrkamp (高田純監訳『ドイツ医療倫理学の最前線』リベルタス出版、2014 年)
Quante,M. (2002) :Menschenwürde und der ethische Status des beginnenden menschlichen Lebens. In: *Association Internationale des Professeurs de Philosophie*, documentation Février, S.48-58.
Quante,M. (2003) : Wessen Würde? Welche Diagnose? Bemerkungen zur Verträglichkeit von Präimplantationsdiagnostik und Menschenwürde, In: L.Siep und M.Quante(Hrsg.), *Der Umgang mit dem beginnenden menschlichen Leben*, LIT, S.133-152.
Rau, J. (2001): Wird alles gut? —Für einen Fortschritt nach menschlichem Maß, in: S.Graumann(Hrsg.), *Die Genkontroverse*, Herder, S.14-29.
Reiter, J. (1985) : *Gentechnologie oder die Manipulation des Lebens*, Johannes-verlag

Leutesdorf.
Reiter, J. (2001) : Die Probe aufs Humanum – Über die Ethik der Menschenwürde. in: Graumann, S. (Hrsg.), *Die Gen-kontrovers*, Herder.
Reiter, J. (2002) : *Die genetische Gesellschaft*, Topos.
Reiter, J. (2002) : *Gentechnik*, Johannes-Verlag.
Reiter, J. (2004) : Menschenwürde als Maßstab in: *Aus Politik und Zeitgeschichte*, Das Parlament, 1.Juni, S.6-13.
Riedel, U. (2001) : Wer die Ethik nicht fühlen will, muss das Recht horen. in: Graumann, S.(Hrsg.), *Die Gen-kontrovers.* Herder.
Rose, N. (2009) : Was ist Leben? –Versuch einer Wiederbelebung, Martin G. Weiß, *Bios und Zoë,* Suhrkamp, S.152-178.
Rose, N. (2007) : *The Politics of Life Itself*, Princeton U.P., (檜垣立哉監訳『生そのものの政治学』法政大学出版局、2014 年)
Saner, H. (1956) : *Karl Jaspers Provokationen Gespräche und Interviews*, R.Piper.
Saner, H. (1994): Formen des Mittuns und Formen der Schuld. in : *Einsamkeit und Kommunikation,* Lenos, S.129-149. (盛永・阪本訳『孤独と交わり』晃洋書房、2000 年、56-78 頁)
Sartre, J.P. (1970): *L'existentialisme est un humanisme*, Nagel. (伊吹武彦訳『実存主義とは何か』人文書院、1955 年)
Scheler, M. (1963): *Liebe und Erkenntnis*, Gesammelte Werke, Bd. 6, Bern.
Schoene-Seifert, B. (2009) : Induzierte pluripotente Stammzellen: Ruhe an der Ethikfront?, *Ethik in der Medizin*, Springer, Band 21, Heft4, S.271-3.
Seelmann,K. (2004) : Haben Embryonen Menschenwürde? Überlegungen aus juristischer Sicht, in : M. Kettner (Hrsg.), *Biomedizin und Menschenwürde*, Suhrkamp, S.63-80.
Siep, L. (2002) : Kriterien und Argumenttypen im Streit um die Embryonenforschung in Europa, in : *Jahrbuch für Wissenschaft und Ethik*, de Gruyter. S.179-196.
Siep, L. & Quante, M.(Hrsg), (2003), *Der Umgang mit dem beginnenden menschlichen Leben – Ethische, medizintheoretische und rechtliche Probleme aus niederländischer und deutscher Perspektive,* Münster, LIT Verlag.
Spaemann,R. (1996) : *Personen*, Klett-Cotta.
Spaemann,R. (2001) : Sind alle Menschen Personen?, in: Schneider,W., Neumann,H. A. & Bysch, H. (Hrsg.), *Menschenleben-Menschenwürde*, LIT, S.43-51.
Stepanians, M. (2009) : Warum ist die Embryonenforschung in Deutschland kategorisch verboten? Zur biopolitischen Diskussion in Deutschland, in: 生命倫理研究資料集Ⅲ-1, 富山大学、77-93 頁 (カペラ　エーファ訳「なぜドイツでは胚の研究が一切禁止されているのか。ドイツにおける生命政治の議論を巡って」生命倫理研究資料集Ⅲ-1, 富山大学、2009 年、94-107 頁)
Stepanians, M. (2003) : Gleiche Würde, gleiche Rechte, in: Stoecker, Ralf (Hrsg.), *Menschenwürde – Annäherung an einen Begriff,* öbvεthpt, S.81-101.
Uexküll, J. v. (1934) : *Streifzüge durch die Umwelten von Tieren und Menschen*, Julius Springer. (ヤーコブ・フォン・ユクスキュル、日高敏隆、野田保之訳『生物から見た世界』新思索社、1973・1995 年)
Warnock, M. (1985) : A Question of Life, *The Warnock Report on Human*

Fertilisation and Embryology, Blackwell.（上見幸司訳『生命操作はどこまで許されるか』協同出版、1992 年）
Warren, M. A. (1990) : Is IVF Research a Threat to Women's Autonomy? In: P.Singer et al(ed.), *Embryo Experimentation*, Cambridge, pp.125-140.
Wetz, F.J. (1994): *Hans Jonas zur Einführung*, Junius.
Wille, B. (1996) : *Ontologie und Ethik bei Hans Jonas*, J.H.Rölle.
Wisser, R. (1995): Projekt und Vision einer "Weltgeschichte der Philosophie" und "Weltphilosophie" als Folgen der "Grundverfassung" von Karl Jaspers, in Karl Jaspers: *Philosophie in der Bewärung,* Königshausen & Neumann, S. 123-135.（盛永・林訳『哲学の実存』理想社、1997 年、155-168 頁）
Wolin, R. (2001) : *Heidegger's Children,* Princeton（村岡晋一、小須田健、平田裕之訳、『ハイデガーの子供たち』新書館、2004 年）
Zimmermann-Acklin, M. (2004) : Der gute Tod – Zur Sterbehilfe in Europa, in: *Aus Politik und Zeitgeschichte*, B23-24. S.31-38.
アガンベン『ホモサケル』（高桑和己訳、以文社、2003 年）
C. エルズリッシュ／J. ビエレ『〈病人〉の誕生』（小倉孝誠訳、藤原書店、1992 年）
クヴァンテ、M.「生命の質の評価と人間の尊厳」高田純訳、生命倫理研究資料集、2007、富山大学。
ジョルジュ・カンギレム『正常と病理』（滝沢武久訳、法政大学出版局、1987 年）
秋葉悦子『ヴァチカン・アカデミーの生命倫理――ヒト胚の尊厳をめぐって』（知泉書館、2005 年）
今道友信『エコエティカ』（講談社、1990 年）
奥野真理子「アイスランドの診療記録・遺伝子・家計データーベース――論議と教訓」
加藤尚武『脳死・クローン・遺伝子治療』（PHP 選書、1999 年）
加藤尚武「人間の尊厳アプローチの吟味」生命倫理研究資料集（富山大学）、2007 年、88-103 頁。
高田純「カントの人格論と生命論」生命倫理研究資料集Ⅴ（冨山大学刊）、2011 年、133-150 頁。
笹谷絵理「新生児マススクリーニングと出生前診断との関連」、第 28 回日本生命倫理学会年次大会予稿集、2016 年。

盛永審一郎：例外的実存の三つの型――『畏れとおののき』における倫理的なものの限界をめぐって、東北哲学会年報 2 号、1986 年、1-15 頁。
盛永審一郎：もう一つのバイオエシックス――責任主義の試み、医学哲学医学倫理 11 号、1993 年, 1-13 頁。
盛永審一郎：未来方位的倫理学――責任の概念をめぐって、思索 26 号、1993 年、25-43 頁。
盛永審一郎：解き放たれたプロメテウス―生殖技術をめぐって、東北哲学会年報 11 号、1995 年、51-58 頁。
盛永審一郎：当為の存在論的基礎づけ――ヨナスの哲学的生命論、思索（東北大学哲学研究会）31 号、1998 年、45-63 頁。
盛永審一郎：ドイツ各種委員会資料に見るヒトゲノム解析研究に関する倫理的態度（1）遺伝子診断、富山医科薬科大学一般教育研究紀要 22 号、1999 年、1-31 頁。
盛永審一郎：着床前診断の倫理的問題――ヒトゲノムと人権、医学哲学医学倫理（日本医学哲学倫理学会編）18 号、2000 年、12-23 頁。

盛永審一郎：「ヒト胚の診断・利用」を巡るドイツの倫理的視座、富山医科薬科大学一般教育研究紀要 25 号、2001 年、21-38 頁。

盛永審一郎：「生殖医学」と「生命倫理」――解き放たれたプロメテウス――、着床前診断に対する倫理的視座, 解説『ドイツ胚保護法』は情け知らずか、長島隆・盛永審一郎編『生殖医学と生命倫理』太陽出版、2001 年、9-19、73-99、259-27 頁。

盛永審一郎：存在と不可侵性――ヨナスの Zweckhaftigkeit の概念、ヘーゲル哲学研究（ヘーゲル研究会）7 号、2001 年、21-37 頁。

盛永審一郎：「人間の尊厳」と「生命の尊厳」――「ドイツ胚保護法」をてがかりに、理想 668 号、2002 年、82-93 頁。

盛永審一郎：疑わしき場合は胚の利益のために、生命倫理（日本生命倫理学会）13 巻 14 号、2003 年、4-11 頁。

盛永審一郎：ドイツ生命倫理学アトラス：人間の尊厳をコンパスにして、富山医科薬科大学一般教育研究紀要 33 号、2005 年、73-90 頁。

盛永審一郎：幹細胞をめぐるドイツと EU の現状、生命科学における倫理的法的社会的諸問題Ⅰ、2005 年 3 月、帝京平成大学ヒューマンケア学部飯田研究室、83-104 頁。

盛永審一郎：人間の尊厳と胚研究、応用倫理学研究（応用倫理学研究会）3 号、2006 年、61-84 頁。

盛永審一郎：身体の倫理と生資本主義の精神、実存思想協会編、実存思想論集 (理想社)、ⅩⅩⅦ、2012 年、5-32 頁。

盛永審一郎：人類 Menshheit に対する犯罪――ヤスパースとアーレント、思索（東北大学哲学研究会）47 号、2014 年、45-63 頁。

盛永審一郎：生殖補助医療と生命倫理――ヒト受精胚作成をめぐって、シリーズ生命倫理学第 6 巻生殖医療（菅沼信彦・盛永審一郎編、丸善）、2012 年、237-256 頁。

盛永審一郎：周産期医療と生命倫理――国際比較、窪田昭男・他編『周産期医療と生命倫理入門』メディカ出版、2014 年、25-40 頁。

【法・指針・報告書など】
ドイツ

Benda-Kommission, Bericht der gemeinsamen Arbeitsgruppe des Bundesministers für Forschung und Technologie und des Bundesministers der Justiz zu Fragen der In-vitro-Fertilisation, Genomanalyse und Gentherapie, 1985.

Böckel Kommission, gesellschaftlich relevanter Gruppen und Bundesministerien einberufenen Arbeitskreises 》Genforschung《, *Erster Bericht des vom Bundesminister für Forschung und Technologie auf Vorschlag wissenschaftlicher Institutionen,* 1990.

Bundesministerium für Gesundheit, Positionspapier der Bundesministerium für Gesundheit zum geplanten Fortpflanzungsmedizingesetz, Bonn, den 5.November 2000.

Bundesärztekammer, Memorandum zur Präimplantationsdiagnostik (PID), Berlin, 17.02.2011.

Deutsche Forschungsgemeinschaft, Forschungsfreiheit – Ein Plädoyer für bessere Rahmenbedingungen der Forschung in Deutschland, 1996.

Ethikrat, Die Zukunft der genetischen Diagnostik – von der Forschung in die klinische Anwendung Stellungnahme, 30. April 2013.

Ethische Aspekte in der gegenwaertigen deutschen Diskussion um die Stammzellforschung, in: J. Taupitz(Hrsg), *Das Menschenrechtesübereinkommen zur Biomedizin des Europarates*, Springer, 2002, S.183-194. ; Biomedizinische Ethik und Globalisierung,in: Albin Eser(Hrsg.), *Biomedizin und Menschenrechte*, Knecht, 1999.

Gesetz zum Schutz von Embryonen, 1991. Grundgesetz für die Bundesrepublik Deutschland, vom 23. Mai 1949.

Kirchenamt der Evangelischen Kirche und Sekretariat der Deutschen Bischofskonferenz, *Wieviel Wissen tut uns gut? Chancen und Risiken der voraussagenden Medizin Gemeinsames Wort der Deutschen Bishofkonferenz und des Rates der Evangelischen Kirche in Deutschland zur Woche für das Leben*, 1997.

(Muster-) Richtlinie zur Durchführung der assistierten Reproduktion –Novelle 2006–, Bundesärtekammer, 17. Februar 2006.

Schlussbericht der Enquete – Kommission „Recht und Ethik der modernen Medizin" 14. 05. 2002, (松田純監訳『ドイツ連邦議会審議会答申――現代医療の法と倫理（上）（下）』知泉書館、2004・2006 年)

【その他】

CVRIA URTEIL DES GERICHTSHOFS (Große Kammer) 18. Oktober 2011.

National-Down-Syndrome-Cytogenetic-Register-annual-report-2011.pd ; 参照：安井一徳「諸外国における出生前診断・着床前診断に対する法的規制について」国立国会図書館 ISSUE BRIEF NUMBER 779 (2013. 4. 2)

Natoli, J.L. et al., (2012) : Prenatal diagnosis of Down syndrome: a systematic review of termination rates (1995–2011), *Prenatal Diagnosis,* 32.

LOI n° 2004-800 du 6 août 2004 relative à la bioéthique.

Sakai, A. et al, La loi française relative à la bioéthique : quelques questions sur la conférence de Professeur Collange,「フランス生命倫理関連法――コランジュ教授の講演に対する質疑応答」in:『続・独仏生命倫理研究資料集 下』、千葉大学、2004 年、434-463 頁。

National Institutes of Health Guidelines on Human Stem Cell Research, 2009.

New York Times, December 11, 2007.

Text des von Herrn Prof. Benda auf dem Evangelischen Kirchentags gehaltenen Vortrags, "Würde des Menschen – Würde des Lebens," 14.06.01.

The National Down Syndrome Cytogenetic Register for England and Wales:2011 Annual Report, http://www.hqip.org.uk/assets/Core-Team/Congenital-anomalies/

The President's Council on Bioethics: *ALTERNATIVE SOURCES OF HUMAN PLURIPOTENT STEM CELLS. A White Pape*r (May 2006) （児玉聡、伊吹友秀訳「iPS 細胞の倫理的問題について」続・生命倫理研究資料集Ⅱ、富山大学、2009 年、276-9 頁)

Übereinkommen zum Schutz der Menschenrechte und Menschenwürde im Hinblick auf die Anwendung von Biologie und Medizin, 1997.

人名索引

アーレント, H. *113–115, 117–120, 124, 127*
アイバッハ, U. *148*
アイヒマン, A. *113–115, 118, 119, 121, 125*
アガンベン, G. *65*
アリエス, P *71*
アリストテレス *20, 95, 104*
ウィトゲンシュタイン, L. *52*
ウェーバー, M. *64*
ウォーレン, M. *18, 151*
エドワーズ, R. *10*
カンギレム, G. *66*
カント, I. *12, 15, 16, 48, 49, 75, 77, 81–83, 89, 98, 100, 109, 122, 123, 128, 129, 131, 150*
キルケゴール, S. *54, 93*
クネップラー, N. *15*
クヴァンテ, M. *14, 18, 22, 23, 45–47, 50–58, 61, 72, 129, 133–136*
コランジュ, J.-F. *124, 186*
サルトル, J. P. *83*
ザーナー, H. *117, 118*
シェーネ＝ザイフェルト, B. *31, 38*
シェーンエッカー, D. *17, 140, 141, 144*
シュテパニアンス, M. *12, 47, 50, 51, 55, 56, 137*
シュペーマン, R. *16*
ショーペンハウエル, A. *12*
ジープ, L. *13*
ジョリー、アンジェリーナ(女優) *66*
ゼールマン, K. *138*
タキトゥス, C. *120*
ダブロック, P. *133*
ダムシェン, G. *17, 20, 140, 141, 144*

チャロ, R. *39, 41, 42*
ディシルベストロ, R. *39, 40–42, 151–155*
ディートリッヒ, K. *171*
デカルト, R. *79, 101, 106*
デューリッヒ, G. *49, 57, 58*
ドヌディウ・ド・ヴァーブル, H. *124*
ナポレオン, B. *13*
ハーバーマス, J. *56, 57, 60–62, 123*
ハイデッガー, M. *74–76, 78–80, 98, 99, 104, 105*
ハリス, J. *18, 35*
ハルトマン, N. *102*
バイエルツ, K. *81*
バエルチ, B. *36, 37, 39*
パーフィット, D. *22*
ヒットラー, A. *117*
ヒューム, D. *81*
ヒュン, I. *31, 32, 35*
ビルンバッハー, D. *14, 130, 132, 137*
ビンディング, K. *5*
フーコー, M. *65, 68*
ブーバー, M. *86, 89*
ブラウン(Braun), K. *15*
ブラウン(Brown), M. *17, 22, 24, 44, 153–156*
プラトン *86, 89, 166*
ヘーゲル, G. W. F. *54*
ヘッフェ, O. *14, 147, 148*
ホエルスター, N. *14, 128*
ホッフェ, A. *5*
ホンネフェルダー, L. *138, 139*
ボエティウス, A. *131*
ミート, D. *150*
ミル, J. S. *81, 85, 86*
ムンテ, C. *22*
メルケル, R. *129, 130, 140*

ヤコブ, E. 80
ヤスパース, K. 54, 83, 86, 87, 89, 113, 115, 117–120, 122, 124, 125, 127
ユクスキュル, J. J. 103
ヨナス, H. 13, 25, 26, 59, 73–85, 87, 88–109, 112, 114, 115, 122, 149
ライター, J. 149, 175
ラウ, J.（大統領） 13
ラサール, F. 12
ルリッシュ, R. 66
レンク, H. 118, 149
ローズ, N. 25, 45, 56–61, 64–67, 69, 70
ロールズ, J. B. 150, 151, 153, 154
ヴェーバー, M. 82
加藤尚武 74, 123
今道友信 81
山中伸弥 28, 32, 35

事項索引

AS（成人幹）細胞 27
ES 細胞（一指針） 10, 24, 27–32, 34, 35, 37, 38
In dubio pro embryone 141, 144, 146
NIPT 新型出生前診断（検査）(non-invasive prenatal genetic testing; NIPT) 45, 164, 167, 172, 174
QOL 51, 52, 56
WHO（世界保健機関） 10, 71
homo faber 78, 79, 100, 110, 112
iPS（人口多能性幹）細胞 27–32, 34–38, 40, 42, 43, 177
クローン人間 113, 122, 123, 127
ゲノム医学 27, 63, 66, 67
システム生物学 65, 67, 68

ソーマ的倫理 70
ダウン症（児） 164
ドイツ基本法 12, 47, 49, 158, 162
ドイツ憲法裁判所判決（1975 年） 158
バイオインフォマティクス 65
バイオエシックス（生命倫理） 25
バイオポリティックス 64, 65
パーソン（論） 17, 22, 36, 150, 154, 155, 165, 166
パターナリズム 151
ヒト (homo sapiens) 9–11, 13, 20–22, 24, 29–32, 34–37, 40, 41, 44, 59, 64, 65, 68, 73, 78, 110, 117, 118, 132, 138, 143, 145, 146, 151, 153, 154, 156, 159, 160, 162, 165, 166, 168
ヒトゲノム宣言（1997) 13
ビオス 45, 61, 72
ヨーロッパ生物医学条約 13
リプログラミング 35, 41, 42
ワーノック・レポート（1985) 9, 20
悪の陳腐さ 113, 115, 118
安全主議 144
遺伝子操作 64
一卵性双生児 20, 21, 23, 40, 156
宇宙船地球号 73
可能的人格 19, 44
改造（改良） 56, 67
外延的戦略 57, 129
害してはならない (primum nil nocere) 148
幹細胞研究 27, 32–35, 138, 145, 146, 162
間接的議論 141
関係的特性 10, 27, 37, 39
規範性 66, 67, 71
技術の定義 75
客体 49, 58, 111, 122
救済の倫理 148, 149
共犯可能性（―暗示的、―明示的、―形式的、

―実質的）　27, 32, 34, 38, 42
極体診断(Polikörperdiagnostik ＝ PKD)
　　46, 171
近代的二元論　101, 102, 110
形而上学的信仰　98, 101
健康でなければならないという義務　72
健康な子どもを持つ権利　170
研究の自由　13, 27, 28, 158, 160, 161, 170
原始線条　11, 20, 22, 30
原初状態　151, 152, 153
現実主義(Actualism)　36
個人の尊厳　13
最適化(optimization)　62, 65, 66, 67
資力(Vermögen)　17, 18, 22, 44, 140
事実的仕立て直し(das tatsächliche Herstellen)
　　25, 100
慈善の要求　149
自己決定　15, 48, 60, 132, 165, 168
自然の支配　42
自然主義的誤謬　20, 108, 142
自律(Autonomie)　10, 13, 38, 47-58, 71, 78,
　　82, 83, 89, 122, 123, 132, 134, 135, 150, 154,
　　165
主体性　80, 89, 107
受精後14日　11, 24, 150
受託者の責任　89
出生前診断(NPD)　45, 50, 51, 58-62, 67, 71,
　　72, 164, 166-170, 173, 174
初期化(再プログラミング化)　28, 35
消費的研究　129, 130, 160
障害者　58, 62, 113, 134, 171
心情倫理　82, 111
身体の倫理　25, 45, 58, 59, 61, 64, 65, 67, 69-71
人格個性(Persönlichkeit)　44, 52
人格存在(Personalität)　23, 44, 52

人工妊娠中絶　17, 21, 164, 165, 167, 171,
　　172, 174
人種衛生主義　5
人類 Menschheit に対する犯罪　7, 113,
　　119-121, 124, 127
数的同一性(NI)　18, 44, 142
滑り坂論証(⇒堤防決壊議論)　50
世界保健機関(⇒ WHO)　71
生きるに値しない命　113
生そのものの政治　45, 56
生-権力　65
生資本主義　45, 61, 64. 67, 71
生殖の権利　10
生-政治　65
生存権　51, 52, 56, 57
生物学の支配　42
生命の質(QOL)　51, 53, 54, 69, 135
生命の神聖性　51
責任 responsibility(英)、Verantwortung(独)　81
責任の倫理学　77, 111
染色体数的異常児　164
潜在性(-議論, -説)　9, 14, 17-20, 35,
　　36, 38-42, 44, 56, 67, 69, 130, 139, 140,
　　142, 143, 151, 155, 156
潜在的人格　19, 44, 156
選好功利主義　17, 165
選別　42, 60, 62, 63, 67, 68, 164, 167, 174
全能細胞　10, 32, 35, 39, 40, 42, 159, 160
相互承認　52, 53, 57
総合科学技術会議生命倫理専門調査会　11
増強　67, 75, 110
尊厳(Würde)　9, 11-18, 21, 22, 27, 28, 35,
　　45-58, 62, 72, 78, 91, 92, 110, 111, 122,
　　123, 128-131, 133-150, 158, 159, 162, 163,
　　165, 167-169, 171

存在論的基礎づけ　77, 91, 98, 99
多胎形成　21, 22, 23, 44
多分化性　9, 11, 20, 21, 22, 30
多様性　94, 113, 122, 124, 125, 127
多様性の統一　125, 127
体細胞　10, 27, 28, 31, 34–39, 41, 42, 44, 159
胎児事由(条項)　165, 167, 168
第2極体　47, 171
誰を生かすか、死の中へ廃棄するか　65
着床前診断(PGD／PID)　27, 37, 45, 46, 50–52, 54–56, 58–64, 66, 72, 133, 138, 160, 161, 163, 164, 166–171, 174
当為　86, 91, 98, 99, 101, 107
同等性議論　131
道具化の禁止　15, 47, 49, 51, 122
道徳上の負い目　116
道徳的責任　32, 33, 82, 84
内在的性質(-特性)　41
内包的戦略　57, 129, 133
人間の権利　12, 27, 136, 137
人間の尊厳　9, 11–17, 21, 27, 28, 35, 45–58, 72, 110, 111, 122, 123, 128–131, 133–139, 147–150, 158, 159, 162, 163, 165, 168, 169
人間の不可侵性　74, 108, 109
能力(Fähigkeit)　15, 17, 18, 21, 23, 25, 35–39, 44, 46–48, 51–53, 56, 57, 59, 64, 69, 75–78, 83, 88–90, 92, 96, 97, 99, 100, 103, 105, 107, 108, 110, 111, 114, 115, 131, 132, 140, 143, 151–153, 155, 156, 159
能力主義(Capabilitism)　36, 37, 57
配置 Ge-stell　78
配慮　29, 65, 74, 85, 87, 90, 92, 105–108, 111, 160, 167
胚の身分　9, 36, 38, 129, 138, 163

胚保護法(1990)　28, 45, 46, 50, 55, 130, 157–163, 168–171
番人の責任　87, 89
比較衡量　47, 48, 51–53, 56, 129, 131, 134, 136, 150
人クローン胚　13
人クローンに関する国連宣言(Declaration on Human Cloning, United Nations, General Assembly)　28
人受精胚　9, 17, 21, 35, 39, 41, 42, 128
不可侵性　13, 48, 73, 74, 108, 109
不等性議論　131
不妊治療　9, 10, 27, 29, 30, 37, 71, 72, 123, 166, 171
物質代謝　93–98, 111
分子生物学　63, 73, 78, 110
保護の倫理　149
母体保護法(1996年)　64, 166
万能細胞　27, 30, 34, 35, 145, 159
未来(方位的)倫理(学)　73, 74, 77, 91, 111
無思慮　113, 115, 118
目的論　73, 91, 101, 102, 104–106, 108–111
優生学　50, 57, 109, 167, 170, 171
有目的性 Zweckhaftigkeit　73, 105, 111
予見と責任の倫理学　77, 111
予備-患者(-疾病)　66, 67
予防優生学　60
余剰胚(の消費的研究)　55, 157, 158, 160, 162, 163
用心議論(Vorsichtsargument)　141, 144, 146
罹患性　45, 63, 65–69
理性的-相互主観的　54, 56
両立可能テーゼ　129
両立不可能テーゼ　129, 135, 136, 140

【著者略歴】
盛永 審一郎（もりなが しんいちろう）
富山大学名誉教授。1948年千葉市生まれ。東北大学大学院文学研究科博士課程中退。研究テーマは実存倫理学、応用倫理学。

著書
『終末期医療を考えるために　検証：オランダの安楽死から』（丸善）
監修
『安楽死法：ベネルクス3国の比較と資料』（東信堂）
共編著
『生殖医療』（丸善出版）
『看護学生のための医療倫理』（丸善出版）
『医学生のための生命倫理』（丸善出版）
『理系のための科学技術者倫理』（丸善出版）
『新版増補・生命倫理事典』（太陽出版）
『生殖医療と生命倫理』（太陽出版）　他
共訳書
クヴァンテ『ドイツ医療倫理学の最前線』（リベルタス出版）
『ハンス・ヨナス「回想記」』（東信堂）
ヤスパース『真理について4』（理想社）　他

リベルタス学術叢書 第6巻
人受精胚と人間の尊厳
── 診断と研究利用 ──

2017年7月28日 第1刷発行

著　者　盛永　審一郎
発行者　眞田　範幸
編　集　瀬戸井厚子
組　版　延里　達也
発行所　リベルタス出版
　　　　〒166-0003 東京都杉並区高円寺南1-10-18
　　　　（株）リベルタス内　電話：03-3311-2612
　　　　http://www.libertas-pub.com
印刷・製本　シナノ印刷株式会社

ISBN 978-4-905208-07-5 C3010
落丁本・乱丁本はお取り換えいたします。
この著作物の全部または一部を権利者に無断で複製（コピー）することは、著作権の侵害にあたり、著作権法により罰せられます。